Von Schuld und Scham und Mauern zwischen uns und ihnen

Von jenen, die sich beugen, wehren und behaupten

Am Rand
Reportagen und Porträts
von Klaus Petrus

Christoph Merian Verlag

Inhalt

«Wenn es ginge, würde ich hier gar nichts schreiben. Es gäbe Fotos, der Rest wären Stofffetzen, Baumwollfasern, Erdklumpen, Aufzeichnungen von Gesprächen, Holz- und Eisenstücke, Phiolen mit Düften, Teller mit Essen und mit Exkrement. (...) Vor allem: Haltet es in Gottes Namen nicht für Kunst.»

James Agee, ‹Preisen will ich die grossen Männer› (1941)

Am Rand.

Eigentlich mag ich diesen Ausdruck nicht. Wer am Rand einer Gesellschaft ist und wer nicht, bestimmen seit jeher die, die «in der Mitte» sind. Und doch wäre es sonderbar zu bestreiten, dass es sie gibt: die am Abgrund stehen, die Abgehängten und Verlorenen. Es gibt sie schon deshalb, weil wir sie brauchen. Eine Gesellschaft will nämlich wissen, wo oben und wo unten ist.

Vielleicht funktionieren deshalb Vorurteile so gut. Zwar haben sie ihre Vorzüge; sie helfen uns, all die Eindrücke, die uns jederzeit überwältigen, in Kategorien zusammenzufassen und Komplexes auf Einfaches zu reduzieren – ohne sie wären wir verloren in diesem grossen Wirrwarr. Meistens aber brauchen wir Vorurteile, um uns von anderen abzugrenzen oder gar: sie auszugrenzen, abzuwerten und an den Rand zu drängen. Irgendwann sehen wir in ihnen nur noch die Prostituierte, den Junkie, die Asoziale. Das ist ein untrüglicher Beweis dafür, dass Vorurteile unsere Sicht auf die Wirklichkeit bedrohlich verengen können: Dieser Mensch vor mir, vielfältig in seinem Fühlen, Denken, Tun und Aussehen, schrumpft auf eine Rolle, die er für mich zu spielen hat – die eines Stellvertreters für eine soziale Gruppe, zu der ich selbst nicht gehören will.

So ist das: Die in der Mitte brauchen die am Rand, um sich sicher zu fühlen, sich selbst zu bestätigen.

Es ist schwierig, Vorurteilen etwas entgegenzuhalten. Haben sie sich einmal in unseren Köpfen eingenistet, wird man sie kaum noch los. Da braucht es keine flatternden Fahnen, keine flammende Rede, weder Marschmusik noch Stechschritt, oft genügt ein Blick, ein Raunen, ein einziges Wort, und wir sehen uns in dem bestätigt, was wir angeblich schon seit langem wissen und schon immer für richtig oder für falsch befanden.

Ein bescheidenes Gegengift zu allem Festgefahrenen, Verstockten, Verdorrten in unseren Köpfen könnte sein: Fantasie und Empathie.

Fantasie, weil Vorurteile alles in ein Entweder-Oder pressen, in ein Oben und Unten, ein Wir und die Anderen, in eine Mitte und einen Rand. Vorurteile lassen keine Grauzonen zu, keine Differenzierungen und auch keinen Selbstzweifel, ja nicht einmal den simplen Gedanken: Könnte es auch anders sein, als ich immer dachte? Genau das aber vermag Fantasie, zumal die wilde: Sie redet von Welten, die bunter, aufregender, kantiger, widerspenstiger und wohl auch amüsanter sind als jedes Klischee. Je wirksamer Vorurteile nämlich sind, desto weniger können wir uns vorstellen, dass ein Herr Koller mehr ist als ein alter Trinker, Sultan H. mehr als ein afghanischer Flüchtling und Markus B. mehr als ein Freier.

Und Empathie braucht es, weil Vorurteile immer auf das aus sind, was uns angeblich von anderen trennt. Wenn man sich nicht mehr vorstellen kann (oder will), dass dieser konkrete Mensch mehr ist als die eine negativ besetzte Rolle, wird man auch nicht erkennen können (oder wollen), dass er einem in grundsätzlichen Dingen ähnelt. Dabei haben wir so vieles gemeinsam, und Mitgefühl, dieses Sich-im-Anderen-Wiedererkennen, stellt genau darauf ab. Eine dieser Gemeinsamkeiten besteht darin, dass wir verwundbar sind, dass wir alle abstürzen können und es ein unverschämtes Glück ist, wenn wir davonkommen.

Natürlich könnten die Menschen, die ich in diesem Buch porträtiere, für sich selbst reden. Ich halte nicht viel von diesem Anspruch, anderen eine Stimme zu geben. Nur, sie haben oft keine Macht dazu, keine Mittel, keine Position, nichts, das ihnen erlauben würde, aus ihrem Leben zu berichten, sorgenfrei und ohne Scham. Und wenn wir sie doch erzählen lassen, müssen sie entweder kurios sein. Oder sie müssen Verzweifelte abgeben, die sich am eigenen Rockzipfel packen, ihrem Schicksal trotzen und zu Heldinnen und Widerständigen werden, zu Heerscharen von Resilienten: die Prostituierte Jamal Z. etwa, die, völlig verbraucht, endlich heimkehrt zu ihren Töchtern, gottlob, Bettina B., die zur Fettaktivistin wird, oder Monsieur L., der kurz vor dem Verderben doch noch eine Arbeit findet, aus eigenem Antrieb, versteht sich.

Nichts davon steht in diesem Buch.

Dass ich mich, anders als die von mir Porträtierten, in der Position sehe, von ihnen zu schreiben, bleibt ein Problem. Immerhin wiege ich keine 128 Kilo, ich muss mich nicht zu Freiern legen, bin nicht seit tausend Tagen auf der Flucht, ernte keine Kartoffeln und bin auch kein Rentner, der trinkt. Doch das meine ich nicht, ich brauche nicht einer von ihnen zu sein. Um nahe heranzugehen, muss man manchmal von weit kommen. Weshalb es schwierig ist, aus einer privilegierten Position von Menschen am Rand der Gesellschaft zu schreiben, hat einen anderen Grund, finde ich: Es ist ungerecht. Versuchen kann man es trotzdem.

Alter Trinker

Der Rentner Hans-Peter Koller schüttet mit einem Plastiktrichter billigen Fusel in edle Flaschen um.

Das Leben von Hans-Peter Koller ist in einem Abschnitt erzählt.

Geboren 1951 in Toffen im Berner Mittelland, Schule in Thun, bis Mitte zwanzig auf dem elterlichen Bauernhof, dann neun Jahre Fahrer in einem Transportunternehmen, die nächsten drei Jahrzehnte Lagerist bei der Post, ehemals PTT. 2015 in den Ruhestand. Seit 1973 verheiratet mit Hildegard Koller, geborene Schmitz, aus Augsburg. Zwei Töchter, ein Sohn, Jahrgang 1989, Nachzügler, zwei Enkel. War früher im Schiessverein und bei den Wandervögeln. Fuhr sein Leben lang VW, hat heute ein Generalabonnement für den öffentlichen Verkehr, das er selten braucht. War nie in einer Partei, findet den Blocher einen Löli, ist reformiert und geht manchmal zur Messe. Macht den Rasen und schneidet die Hecke der Iselis von gegenüber. Isst gern Fleischiges. Trägt fast immer einen Anzug. Hat zwei gute Freunde, Roland Z., Jahrgänger, und Alfred M., ein Kumpel von früher. Frauenbekanntschaften? Wo denken Sie denn hin! Legt Wert auf Ordnung, jedenfalls war das früher so. Hat mit dreiundfünfzig aufgehört zu rauchen. Und zehn Jahre später mit dem Trinken begonnen. Aber so richtig. Sagt von sich: «Mich wird keiner vermissen, wenn ich nicht mehr bin.» Und: «Ich habe schon immer so gelebt: zurückgezogen, ruhig, bescheiden.»

So, das ist alles, sagt Herr Koller.

Keine Tragödie, keine Scheidung, keine Krankheit, nicht einmal Angst vor dem Tod. «Niemand hat Schuld. Ausser ich.»

Koller, der Trinker, der nur in kurzen Sätzen spricht, steht in der Küche eines Mehrfamilienhauses am Stadtrand von Bern, es ist ein matschiger Samstagnachmittag im Mai, wir sind allein. Er setzt eine Kanne Wasser auf, zupft abwechselnd am Hemd, am Gilet, an den Hosen, er holt eine Flasche Grappa aus dem Schrank, richtet zwei Gläser fein ordentlich auf dem Tisch aus und fragt: «Oder doch direkt in den Kaffee?»

Morgens um halb zehn und nach zwei Kaffee Lutz kehrt langsam Ruhe ein in seinem Schädel, sagt Koller. Eine Stunde später ist alles wie in Watte und gut. Dann ist Mittag, ein Glas Rotwein und noch ein Schnaps, die Nachrichten, ein Schläfchen, später geht Koller raus zum Einkaufen. Montag und Donnerstag trifft er Roland, ein Schwätzer vor dem Herrn, der nimmt ein Bier oder zwei, und Koller trinkt derweil Rotwein, aber zügig. Zum Znacht gibt es Mineral mit. Später, wenn seine Frau zu Bett geht, holt Koller noch eine Flasche heraus, Hauptsache Rotwein und schwer. So ist das plus/minus, rechnet Koller zusammen: pro Tag 3 Kaffeeschnaps , 1 Ballon Weissen, ½ Gutter Rotwein.

«Bon, manchmal trinke ich das Doppelte plus Gin.»

Begonnen hat es nicht an einem bestimmten Tag und auch nicht in einem bestimmten Monat oder Jahr. Es ist, sagt Koller, wie von selbst gekommen: schleichend, sanft und wohlig. Sicher hat er schon früher hier und da einen über den Durst gehabt, wer auch nicht. Damals im Militär. Oder mit Arbeitskollegen, nach dem YB-Match und so.

Aber ein Trinker?

Bereits vor der Pension überkam Koller manchmal eine Unruhe, einfach so. Dann hatte es geklopft in seiner Brust und rumort in seinem Kopf. «Soll ich zum Arzt, werde ich komisch?», hatte er seine Frau gefragt. «Ach was jetzt, Hampi, das ist doch normal. Das ist die Angst vor dem Loch, das wird schon», hatte die Hildegard zu ihm gesagt. Als Koller dann in Rente ging, bekam er Mühe mit Einschlafen, er drehte sich im Bett, machte sich Gedanken und Sorgen, er atmete kurz, spürte dieses vermaledeite Klopfen in seiner Brust und eine dumpfe Angst breitete sich aus. Der Arzt verschrieb ihm eine Packung Temesta, das half. Zusammen mit einem Glas Wein schlief er fortan wie ein Stein.

«Vielleicht war das der Anfang.»

Koller schenkt Kaffee ein und runzelt die Stirn.

«Sind Sie einsam?»

«Wie man's nimmt.»

«Heisst?»

«Ich habe Familie, Freunde, Bekannte. Ich komme unter die Leute.»

«Und die wissen Bescheid?»

«Der Rolä sagt immer: ‹Jetzt hör auf zu sinnieren – und santé!› Meine Frau schaut weg. Die eine Tochter, die jüngere, macht mir Vorwürfe. Ich glaube, sie sorgt sich.»

Im ersten Jahr nach der Pension hatte Koller vor allem auswärts getrunken, das ging ins Geld. Heute kennt er jede Denner-Filiale in Bern und Umgebung, er wechselt ab, will nicht auffallen, wenn er den Einkaufskorb füllt: ein Spanier für 4.20, zwei Merlot à 2.90, eine Flasche Gin für 9.90, dazu Mineralwasser, Pelati und Gurken im Glas, als Décor sozusagen. Manchmal nimmt er einen flotten Rioja aus dem Regal, wenn Aktion ist für 12.95 statt 19.50, «schon wegen der Flasche». Ist sie ausgetrunken, legt Koller sie samt Zapfen auf die Seite, dann füllt er sie mit billigem Fusel immer wieder auf, stellt sie zum Mittagessen auf den Tisch. So hält eine Flasche Rioja fast eine Woche und Hans-Peter Koller wahrt den Schein. Als er zum ersten Mal, das war vor drei Jahren, mit einem roten Plastiktrichter einen billigen Dôle so umfüllte und anderntags wieder einen, dachte er bei sich: «Nun bist du ein Säufer.»

In dieser Zeit begann er sich zu verändern, erzählt Koller: Die tägliche Rasur legte er von morgens auf den frühen Nachmittag, er verschob Termine, verlegte Rechnungen, verlor den Schlüssel oder verpasste den Coiffeur, er vergass, was er gestern gegessen hatte, er machte Grimassen vor dem Spiegel, rief sich selbst wütende Worte zu («Schafseckel du», «du verdammts huere Arschloch») und mochte sich schon bald selbst nicht mehr sehen. Einmal ist er abends vom Sofa direkt ins Bett neben Hildegard gekippt, in Hose und Hemd mitsamt Pantoffeln, betrunken und betrübt sei er gewesen, da habe seine Frau anderntags nur den Kopf geschüttelt, «ach, Hampi, was wirst du alt!». Und Koller dachte sich: Ist mir auch recht. Seither spielt er vor seiner Frau immer öfter den Dummen und Tattrigen.

Natürlich weiss Hildegard, wie es um ihn steht, sagt Koller. Doch wahrhaben wolle sie es nicht. Daheim bemuttert sie ihn – «Hampi, mach dies, lass das» –, in Gesellschaft redet sie für ihn, sie verharmlost seine Vergesslichkeit, belächelt sein Grübeln. Und wenn die Kinder am Wochenende auf Besuch kommen, wenn Koller in der Küche steht und das Essen zubereitet (gemischter Salat, Pommes und Wiener Schnitzel, bei Kollers Tradition), dann hört er sie im Wohnzimmer tuscheln, «der Vater gibt ab», und «lasst ihm doch sein Weinchen». An einem dieser Sonntage verlor Koller die Contenance, er schrie: «Hier nimmt mich keiner ernst!» und knallte die Tür zu. «Pass ja auf, Hans-Peter», zischte seine Frau, als er zurück in die Wohnung schlurfte. Da war er angetrunken, hatte ein schlechtes Gewissen, war kribbelig und mürrisch und ein Wort gab das andere. Es war Kollers erster Ehestreit in über vierzig Jahren.

«Ob ich sie je geliebt habe? Oder sie mich? Sie stellen aber Fragen!»

Seit Koller trinkt, seit er so viel trinkt, dass er am Morgen zittert und abends lallt, wechselt das Heitere mit dem Düsteren rasant ab. In dem einen Moment fühlt sich der Alkohol so warm an in seinem Innern. Dann ist Koller zuversichtlich, unbeschwert, witzig gar, er fühlt sich kräftig, und es kommt ihm vor, als könne er alles und jeden bezwingen, wenn er denn müsste. In anderen Momenten, die mehr und mehr werden, verdunkelt sich alles vor ihm, die Menschen im Bus, die Zeitung in seiner Hand, die Frau an seiner Seite. Dann spürt Koller einen grossen, einen Riesenkummer, und er verstummt, ein Schweigen ohne Ende.

Oft ist es dann schon spät am Abend und es kommen die langen Nächte, in denen er sich fragt: «Kam es in diesem Leben je auf mich an?» Er war immer pünktlich bei der Arbeit, er war stets ein zuverlässiger Ehemann und Vater, ruhig, zurückgezogen, bescheiden, ein angenehmer Zeitgenosse halt. «Hätte einer bemerkt, wenn ich ein anderer gewesen wäre?» Koller weiss, er klingt weinerlich, doch diese Frage treibt den Rentner um, und auch seine Gedanken an all die Kriege, an den Klimawandel, die Pandemie und die Kinder, die dahinsterben, nur weil sie hungern müssen. Weil sie hungern müssen, sagt Koller und schüttelt den Kopf.

Mit Roland, dem Trinkkumpan, mag Koller über derlei nicht reden, er kennt die Antwort: «Mir wey nid grüble, santé, Hampi!» Und seine Frau Hildegard, sechs Jahre jünger als er und sowieso die Macherin im Haus, sie schickt ihn in solchen Augenblicken zum Einkaufen und ruft ihm ein «Du alter Wirrkopf» hinterher.

«Vielleicht leide ich ja an einer Altersdepression.» Sein Arzt hat unlängst dieses Wort gebraucht, das kam ihm seltsam fremd vor. An Abstinenz hat er bloss ein einziges Mal gedacht, als Elio, sein jüngster Enkel, zu ihm sagte: «Grossvater, du stinkst.» Da habe er sich geschämt. Aber eben, murmelt Koller, irgendwie müsse er doch diese dunklen Gedanken verscheuchen, die ohne Wein kommen und mit dem Wein bleiben.

Wie alles weitergehen soll, das weiss Koller nicht. Er mag keinem die Schuld geben. An den Tod denkt er oft. Und stellt sich vor, es werde dann einfach dunkel sein und still. Er fürchtet sich nicht, er mag den Gedanken. Wie er das Wetter an diesem matschigen Samstagnachmittag mag. Lange genug schien in den vergangenen Wochen die Sonne, grell und aufdringlich. Jetzt hängen die Wolken tief und der Wind kriecht der Strasse entlang.

In Kollers Bart liegt ein Lächeln.

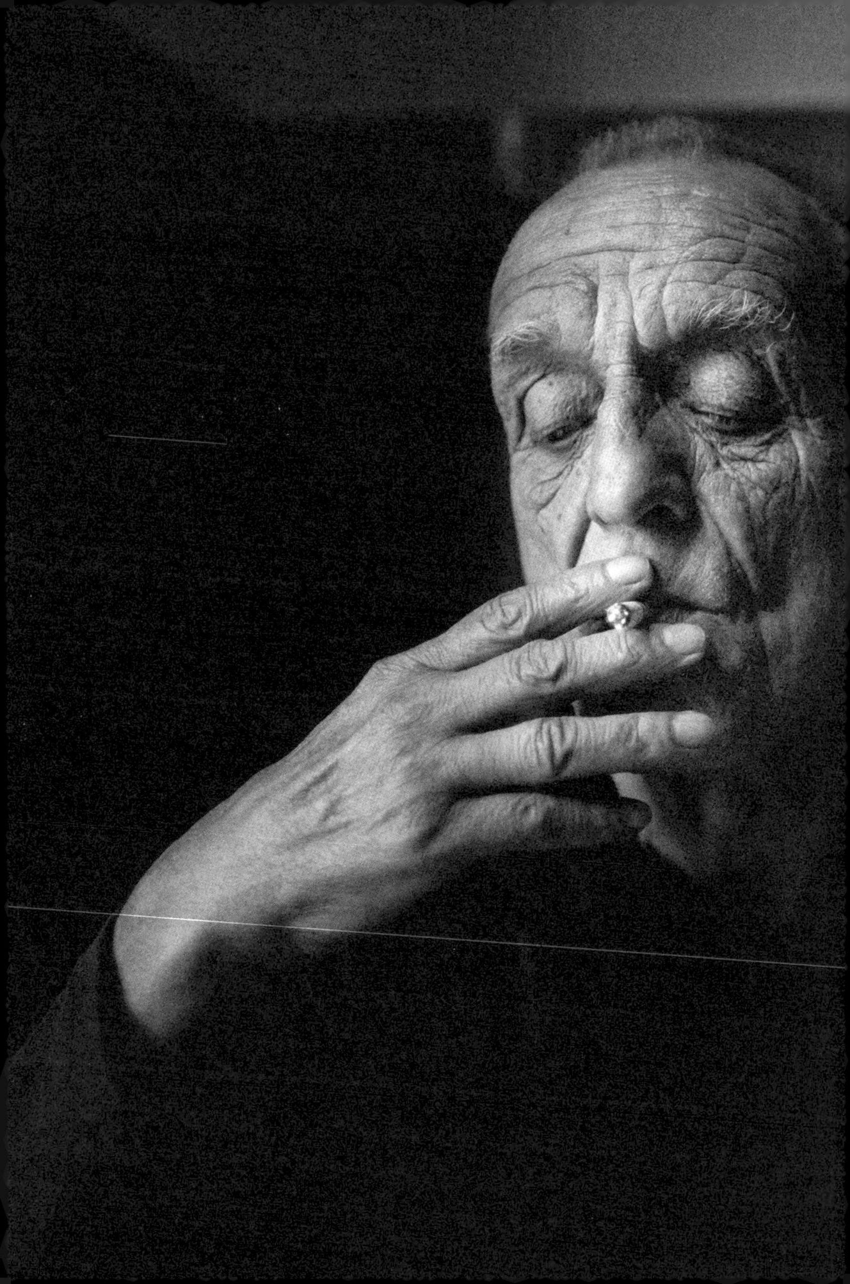

Ansichten eines Freiers

Über tausend Mal war Familienvater Markus B. bei Prostituierten. Bemerkt hat es niemand.

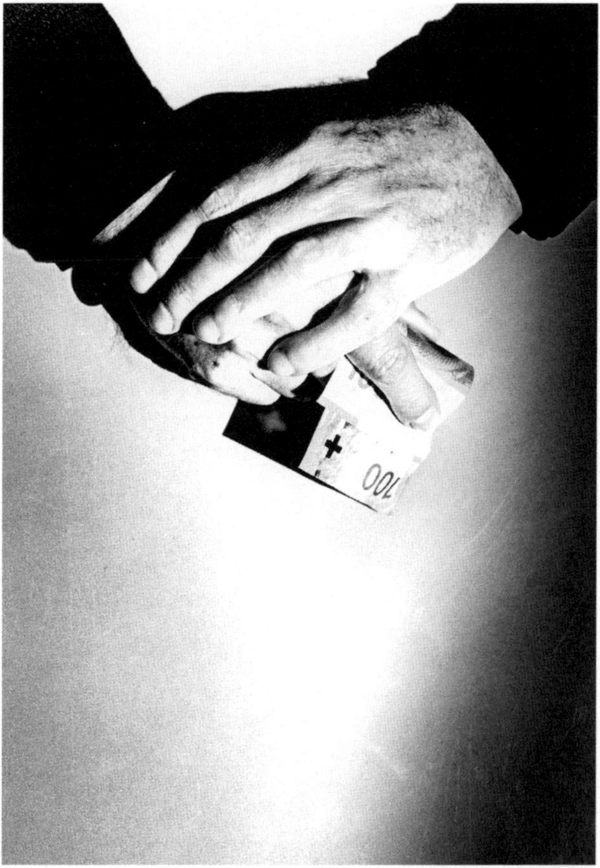

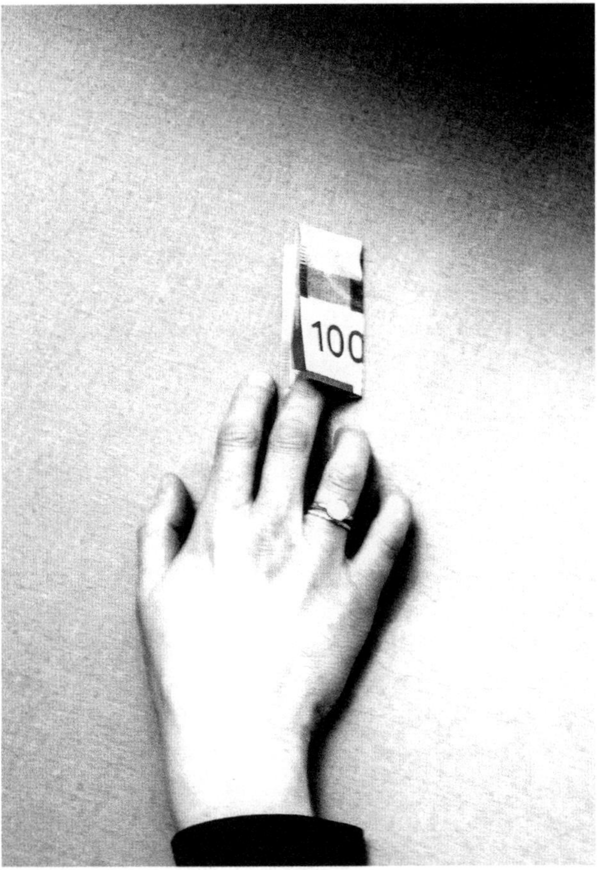
100

Manchmal hat Markus B., 47, Ingenieur, ein paar Stunden später schon vergessen, dass er bei einer Prostituierten war. Dann steht er, ein gewöhnlicher Typ von gewöhnlichem Aussehen, zurückhaltend und gescheit, womöglich in der Küche seiner 4,5-Zimmer-Wohnung, es ist halb sieben in dieser Welt, er hackt Zwiebeln, schneidet Tomaten, geht auf den Balkon eine rauchen, setzt sich an den Tisch und isst, er erzählt von der Arbeit oder hört seiner Frau zu, die er liebt und bewundert, später wird er noch in einem Buch lesen oder schaut eine Serie oder bezahlt Rechnungen.

So ungefähr, sagt Markus B., sind die Abende bei ihnen, dem Ehepaar B. mit Tochter Lara, 17 Jahre und voll Teenie.

Und wenn es zufälligerweise ein Dienstag ist, an dem er in der Küche steht und Zwiebeln hackt, wird er diese Woche noch zu einer anderen gehen, die Yari heisst, Jasmin oder Mia. Dann macht er früher Schluss auf der Arbeit, schickt eine Whatsapp oder ruft an, verabredet Zeit und Ort, höchstens eine halbe Stunde soll es dauern mit allem Drum und Dran. Manche, sagt Markus B. und nickt vor sich hin, schnappen mit ihren Kollegen nach der Arbeit noch ein Bier oder zwei, bevor es nach Hause geht. Nicht viel anders sei das bei ihnen, den Freiern: Schnell eine Nutte knallen und dann ab zur Alten.

Das erste Mal? Das war 2005, und Markus B., damals Anfang dreissig, war seit vier Jahren verheiratet. In Fribourg, nach einem Arbeitsessen, schlenderte er durch die Altstadt, er kam an der Grand-Fontaine vorbei, da winkte ihn eine Frau herbei, um die fünfzig und Schweizerin, «Hundert», habe sie gesagt, und er ging hinter ihr her in dieses abgetakelte Haus, einfach so («ich war weder betrunken noch notgeil»), er stieg die Treppe hinauf, das Zimmer voller Parfüm, das Bett frisch bezogen, an der Wand klebte ein Poster mit wilden weissen Pferden unter wilden weissen Wolken, an alles könne er sich erinnern, an die Musik, die im Hintergrund lief, und wie sie dalag und er auf ihr, keuchend, an das kurze Gespräch danach, als alles vorüber war, so unkompliziert und irgendwie auch schön.

In den Wochen danach ging Markus B. immer wieder zu Yvonne an die Grand-Fontaine, er freundete sich ein bisschen mit ihr an, und für Momente meinte er gar, sie retten zu müssen, vielleicht wie Jack Lemmon in Billy Wilders Film ‹Irma la Douce› die bezaubernde Shirley MacLaine für sich retten wollte.

Dann verlor er das Interesse an Yvonne, von einem Mal aufs andere. In einem der Freier-Foren im Internet, die er inzwischen rege besuchte, hiess es, ihr Service sei zwar zuverlässig, aber kühl. Ist so, dachte Markus B., und: Schade ums Geld. Er legte sich einen Benutzernamen zu, «Lemmy», und hinterliess auf dem Forum seinen ersten von bisher 474 Posts mit den Worten: «Location: so lala, Service: mechanisch, Wiederholungsgefahr: 3/10.»

Wenn Markus B. sich zu erklären beginnt, drückt er Daumen und Zeigefinger zusammen, dabei gibt es, meint er, gar nicht viel zu sagen: Natürlich sei das irgendwie verwerflich, viele dieser Frauen hätten ja keine Wahl. Ein Vergnügen sei das bestimmt nicht für sie, harte Arbeit halt. Süchtig? Nein, er könne auch ohne. Während Corona zum Beispiel, da habe er über Wochen keine gehabt, oder vielleicht zwei oder drei, genau weiss er es nicht mehr. Und nein, sagt Markus B. und regt sich furchtbar über das Klischee auf, er suche bei Prostituierten nichts, das er nicht auch zu Hause haben könnte; ihn interessierten weder ausgefallene Sexualpraktiken noch «Girlfriend-Sex», das Kuscheln mit anderen Frauen. Bloss das nicht.

Mit Tanja, seiner Ehefrau, hat er einmal die Woche Sex, manchmal möchte er öfter, okay, aber kein Problem, sagt Markus B. und lächelt. Seit sie ihr eigenes Geschäft hat, eine kleine Beratungsfirma, auf die er genauso stolz ist wie seine Frau, ist die Zeit noch knapper geworden, auch für den Sex. An den Wochenenden machen sie es sich auf dem Sofa bequem, sie reden miteinander oder schauen sich einen Film an, auch gut, sagt Markus B., ist doch normal. Manchmal, wenn sie vom Ausgang heimkommen und beide ein bisschen angetrunken sind, da möchte sie von ihm härter angefasst werden, was ihn nicht stört, aber auch nicht besonders anmacht. Dann tut er es für sie. Wie er überhaupt vieles für Tanja tut, denn sie sei die Stütze seines Lebens, sagt Markus B., sie halte ihn in Schuss, und er schätze sich glücklich, so als Mann und auch als Vater.

Und dann, erzählt Markus B., sei da immer wieder dieser Kick, eine Unruhe, die ihn überkomme, ein Kribbeln: Wenn er die Sexportale aufruft, auf dem Display seines Handys mit dem Finger die Bilder der Frauen wegwischt oder auf ein Foto draufhält, er die Liste der Dienstleistungen durchgeht mit Ausschau auf eine, die alles macht – «Sex in jeder Position, Handjob, Analsex, Blasen mit Schlucken (Aufpreis 50 Franken), Gesichtsspritzen, Facesitting, Mehrfachspritzer und ältere Herren willkommen»; wenn er dann ihre Nummer wählt, wenig später ins Auto steigt und vielleicht noch Tanja schreibt, dass er zum Einkauf fährt; wenn er vor der Tür steht und klingelt und wenn diese Frau aufmacht, unbekannt und halbnackt, und er das Zimmer betritt und den Hunderter auf das Bett legt, ein wenig beschämt; wenn sie ihn flüchtig auf die Wange küsst und fast garantiert «Schatzeli» sagt und ihm eine Cola anbietet, was er mit einem Merci ablehnt; wenn er sich auszieht und dabei unnötig pressiert, während sie sich im Bad noch schminkt und auf seinen Wunsch hin Stiefel anzieht oder ein besonders neckisches Kleidchen; wenn er Hemd, Jeans und Unterhose auf den Stuhl stapelt, die Socken in die Schuhe stopft und er sich hinlegt, die Decke anstarrt oder den Spiegel an der Wand, den rosaroten Duftspender, die Dose mit Kondomen, die Dildos in verschiedenen Farben und Grössen; wenn sie dann reinkommt, leichtfüssig, sich über ihn beugt und wieder «Schatzeli» haucht, und «was machen wir?»; wenn er sie in Position bringt und von hinten nimmt, bevor sie es ihm noch mit dem Mund macht, bis er kommt, sein Standardprogramm; wenn er zwanzig Minuten später auf seine Uhr schaut, die er immer anbehält, und er in Gedanken zurück bei der Arbeit ist, beim Sport oder der Familie, und sich alles normal anfühlt.

Vielleicht ist am Ende genau das der Kick, sagt Markus B.: dass es immer noch so unkompliziert ist wie damals bei dieser Yvonne an der Grand-Fontaine und anders als daheim, wo alles passen muss, Wochentag, Gefühlslage, das verdammte Kopfkino, damit es dann endlich stimmt, manchmal wenigstens.

«Hier stimmt immer alles», sagt Markus B.

Zwei- bis dreimal die Woche macht er das so, seit Jahren. Diese Prostituierten, das sagt Markus B. geradeheraus, haben für ihn keine Namen, sie sind austauschbar, sein Feierabendbier sozusagen. Sie kommen aus dem Osten, aus Rumänien, Bulgarien, der Ukraine, sind jung und bleiben nur kurz, so ist immer genügend «frisches Fleisch auf dem Markt», wie es unter Freiern heisst. Das hält Markus B., der sich ausgesprochen höflich gibt und sein Haar scheitelt – vielleicht das Auffälligste an ihm –, übrigens für unflätiges Geschwätz. Wie er auch den Ton abstossend findet, in dem oft auf Freier-

Foren Prostituierte bewertet werden. «Voll die Abzocke, diese ungarische Schlampe», liest Markus B. vor und scrollt auf seinem Tablet rauf und runter: «Bläst mit den Zähnen, fickt unterirdisch.» «Ihre Titten hängen bis unter den Nabel, was soll da mein Kleiner sagen?» «Ziemlich verbraucht, die Alte, bin aber aus Mitleid dann doch geblieben.» «Stöhnt dumm in der Gegend rum, lässt sich aber blank durchziehen.» Diese Posts, sagt Markus B. und sucht nach dem Wort, seien respektlos, sie würden die Prostituierten kaputtmachen, seelisch wie finanziell.

Und dann spricht er, für einmal ohne Punkt und Komma, von Ausbeutung, raffgierigen Zuhältern («ein widerliches Pack, wenn Sie mich fragen»), vom fehlenden Anstand der Freier, von der geringen Wertschätzung des Service der Prostituierten, denen es am Ende doch um dasselbe gehe wie allen anderen auch, ob Ingenieur, Schreiner oder Kosmetikerin: die Arbeit, für die man sein Geld bekommt, einigermassen ordentlich zu verrichten.

Thais, rühmt Markus B. und presst wieder einmal Daumen und Zeigefinger zusammen, seien diesbezüglich 1a: gewissenhaft, sauber, ergeben, sympathisch. Mit ein paar Klicks holt er, wie zum Beweis seiner über die Jahre erworbenen Kennerschaft, eine seiner Bewertungen hervor, datiert auf den September 2018 und, wie er betont haben will, fair und sachlich:

«Zierliche Thai, Naturbusen mit grossen Nippeln, sehr hygienisch, raucht nicht, stösst beim Doggy dagegen, bläst ohne Handeinsatz, lässt sich gerne lecken. Location sauber und diskret, entlöhne meistens 150 für 30 Min. Preis-Leistungsverhältnis: 8/10, Optik: 7/10, Service: 8/10, Sympathie: 9/10, Wiederholungsgefahr: definitiv. – Besucht sie, geniesst sie, seid nett zu ihr, sie hat es verdient, euer Lemmy.»

Die Rede ist von Pan, zu der Markus B., alias Lemmy, seit Jahren schon geht, eine von zwei Frauen, die er mit Namen nennt und die angeblich all seine Vorlieben kennt und er auch die ihren, die mit ihm mitunter einen «Tee danach» trinkt und die manchmal, scherzhaft und in tadellosem Deutsch, zu ihm sagt: «Wollen wir uns ein bisschen lieb haben?»

Dass Markus B. zu Prostituierten geht, weiss in seinem Umfeld keiner. Der Mann geht keine Risiken ein, er löscht jeden Anruf, jeden Chat, er parkt zwei Strassen vom Ort des Geschehens entfernt oder nimmt extra den Zug, er bezahlt immer in bar, benutzt, nachdem er gekommen ist, nie eines dieser parfümierten Feuchtigkeitstücher, die ihn daheim verraten könnten, und für die Dusche danach bringt er die eigene Seife mit.

Die monatlichen Auslagen für seine Besuche bei den Prostituierten kaschiert Markus B. mit Autoreparaturen, Sportartikeln, Ausflügen mit Freunden, teurem Wein und so weiter, hier 70 Franken, dort 120 oder auch 500, alles erfundenes Zeugs. Sein Glück sei es, sagt Markus B., dass er und seine Frau nicht jeden Franken umdrehen müssten.

Kommt in Gesellschaft das Thema Prostituierte auf und wer schon mal im Puff war oder wie oft, so sagt er bestimmt und mit einem Kopfschütteln: «Könnte ich nie, würde ich nie, mache ich nicht.»

Was Markus B. stört – «ankotzt» ist sein Wort –, ist diese Doppelmoral, die Heuchelei derer, die Freier verurteilen und zugleich ihre Freundinnen und Ehemänner hintergehen: sein bester Freund zum Beispiel, der seit Jahr und Tag mit einer Arbeitskollegin rummacht, Kumpels aus dem Sportverein, alle verheiratet und am Tindern mit eindeutigen Absichten, eine Freundin von Tanja, ebenfalls verheiratet und Mutter von drei Kindern, die – peinlich genug, wie Markus B. findet – mit ihrem Chef ins Bett steigt.

Bald fünfzig sei er jetzt, sagt Markus B., doch eine Affäre hatte er noch nie.

Überhaupt kann er sich das, emotional, gar nicht vorstellen: die eigene Frau so zu betrügen – mit einer Beziehung, bei der Liebe im Spiel ist, wo Hoffnungen gemacht und Versprechen gebrochen werden. Dass auch Tanja ihn schon betrogen haben könnte nach bald zwanzig Jahren Ehe, hält Markus B. für wahrscheinlich, doch ihm ist lieber, er weiss nichts davon. Und ja, fügt er beiläufig an, bestimmt krachte eine Welt zusammen, würde sie von all dem erfahren, von diesen jahrelangen, vorsätzlich bis ins Allerletzte kalkulierten Lügereien.

Und dann das viele Geld, um das er ja, irgendwie, auch seine Frau betrogen habe, die ganze Familie: 900 pro Monat x 12 x fast 15 Jahre macht 162 000 Franken. Oder plus/minus in Anzahl Dienstleistungen umgerechnet, die er bis dato von Prostituierten in Anspruch genommen hat: 1300.

Der Ingenieur aus Bern wiegt den Kopf und lächelt, wie sein Mund immer lächelt, wenn er die Lippen zusammenpresst.

Vor Jahren, erzählt Markus B., habe er ausgerechnet, wie viele Zigaretten er bisher geraucht und was ihn das gekostet hat. Als er das Total vor sich sah, scheuchte er sein schlechtes Gewissen weg wie eine lästige Erinnerung und dachte bei sich: «Das kann unmöglich sein.»

Draussen, in einem Park zwischen Stuhl und Bank, vor einer Garage, auf einer Treppe, im Gebüsch, unter der Kornhausbrücke. Dort, an einem Pfeiler, wird sich T. auch diese Nacht in ein pinkes Fleece einwickeln, «isch emu gäng öppis», kichert er, der keine fünfzig Kilo mehr wiegt, lieber das als nichts und garantiert besser als in der Stadt, wo ihn die Polizisten zweimal die Nacht aufwecken und fortscheuchen.

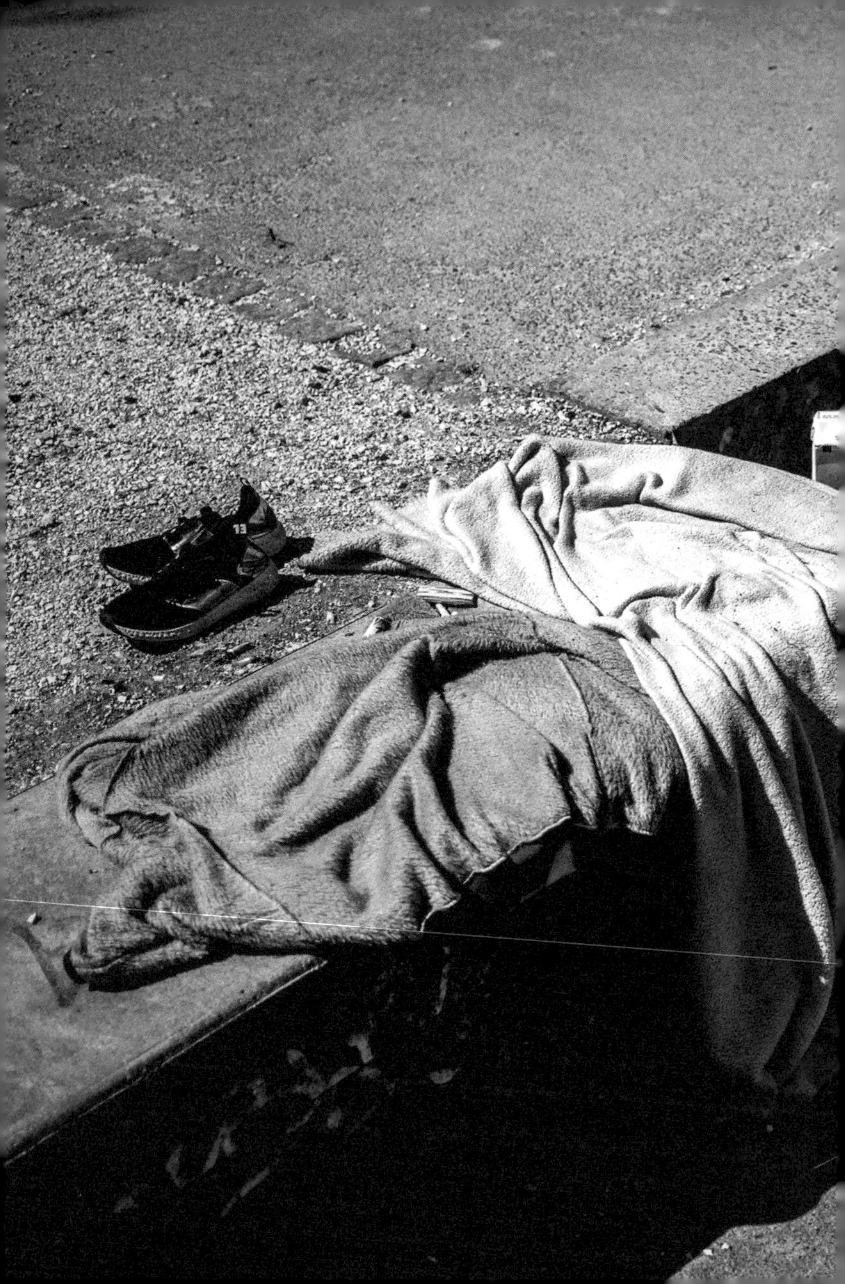

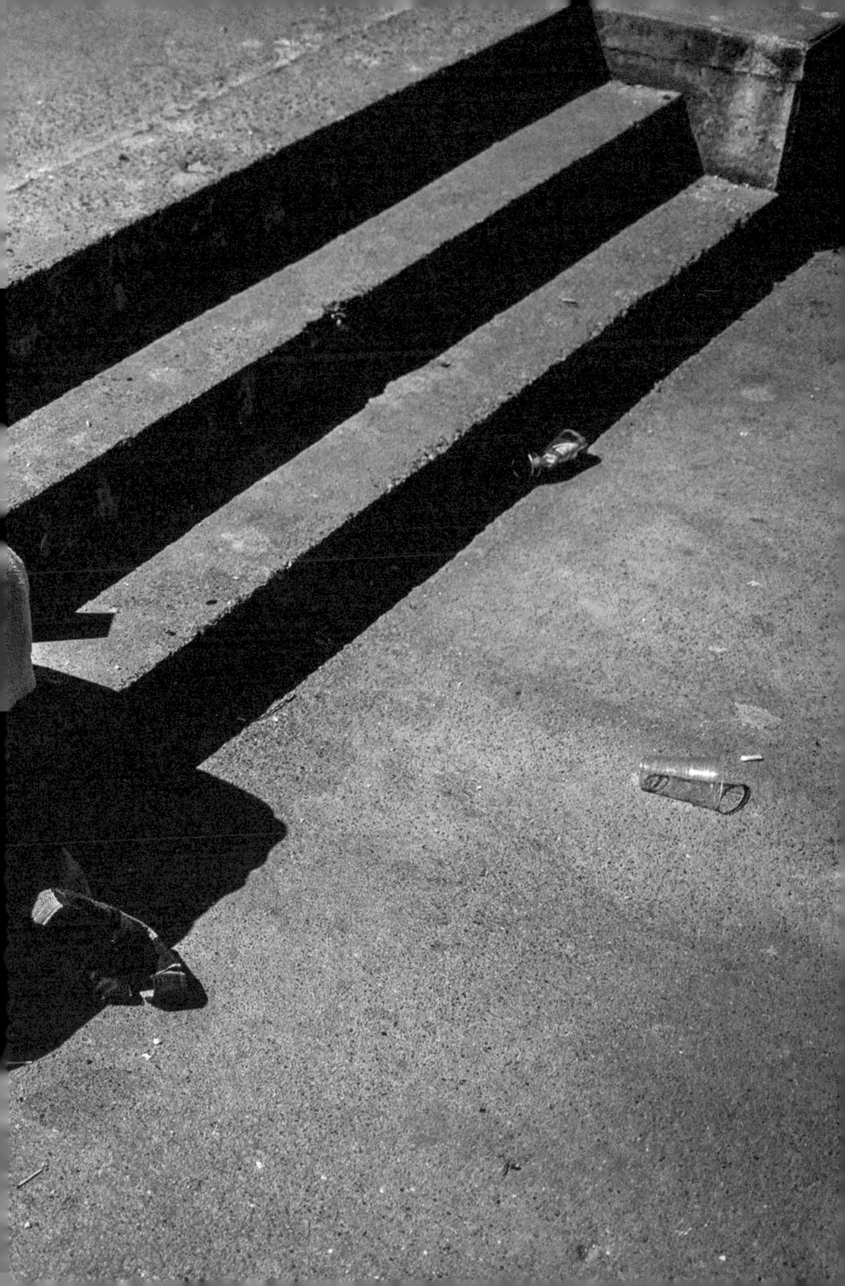

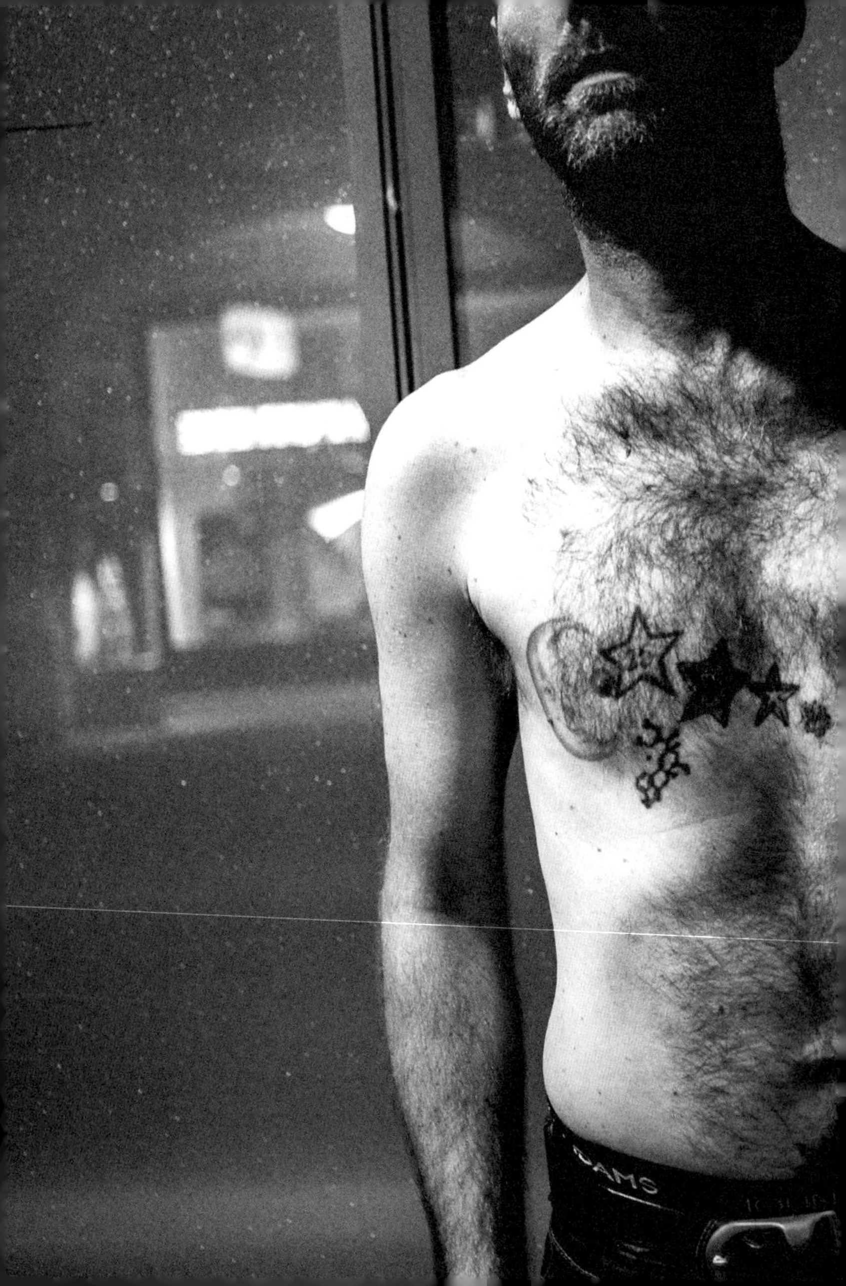

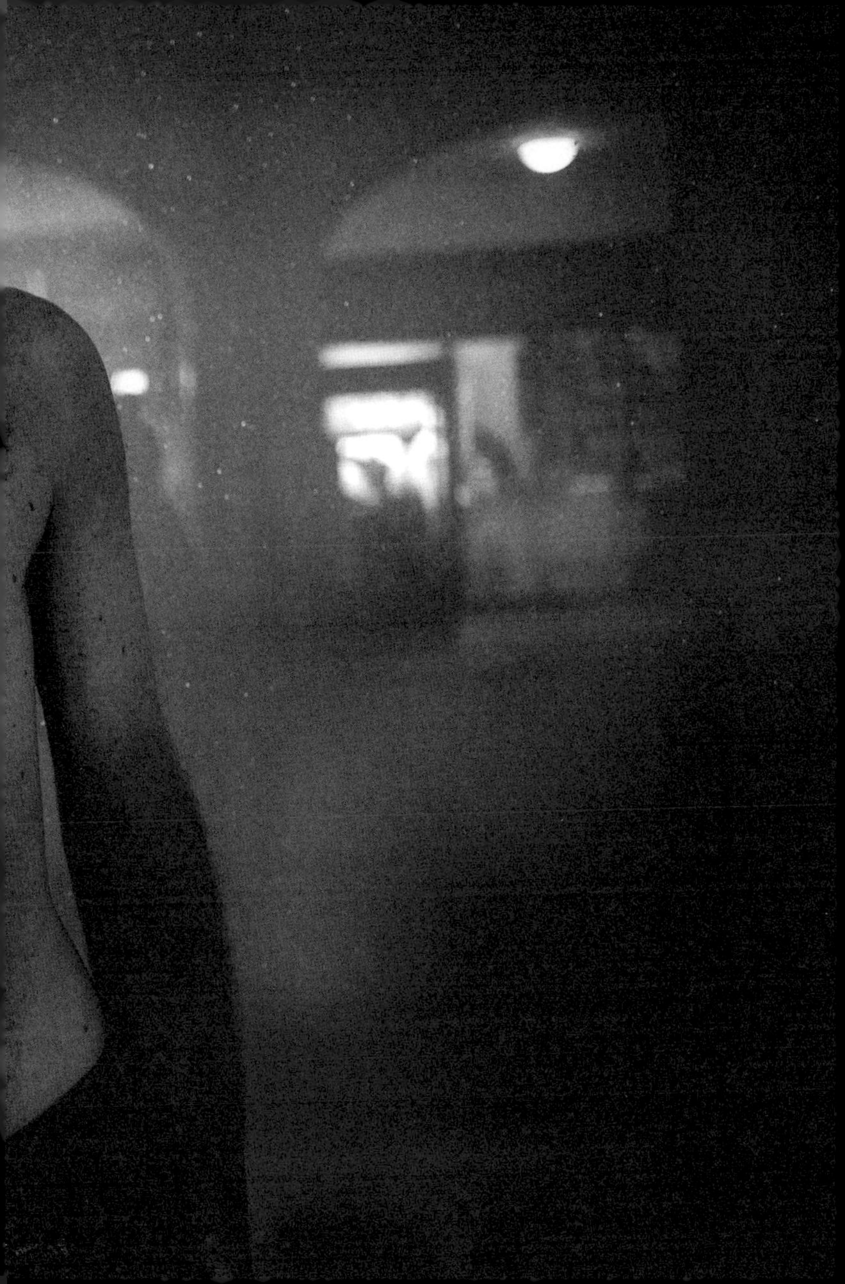

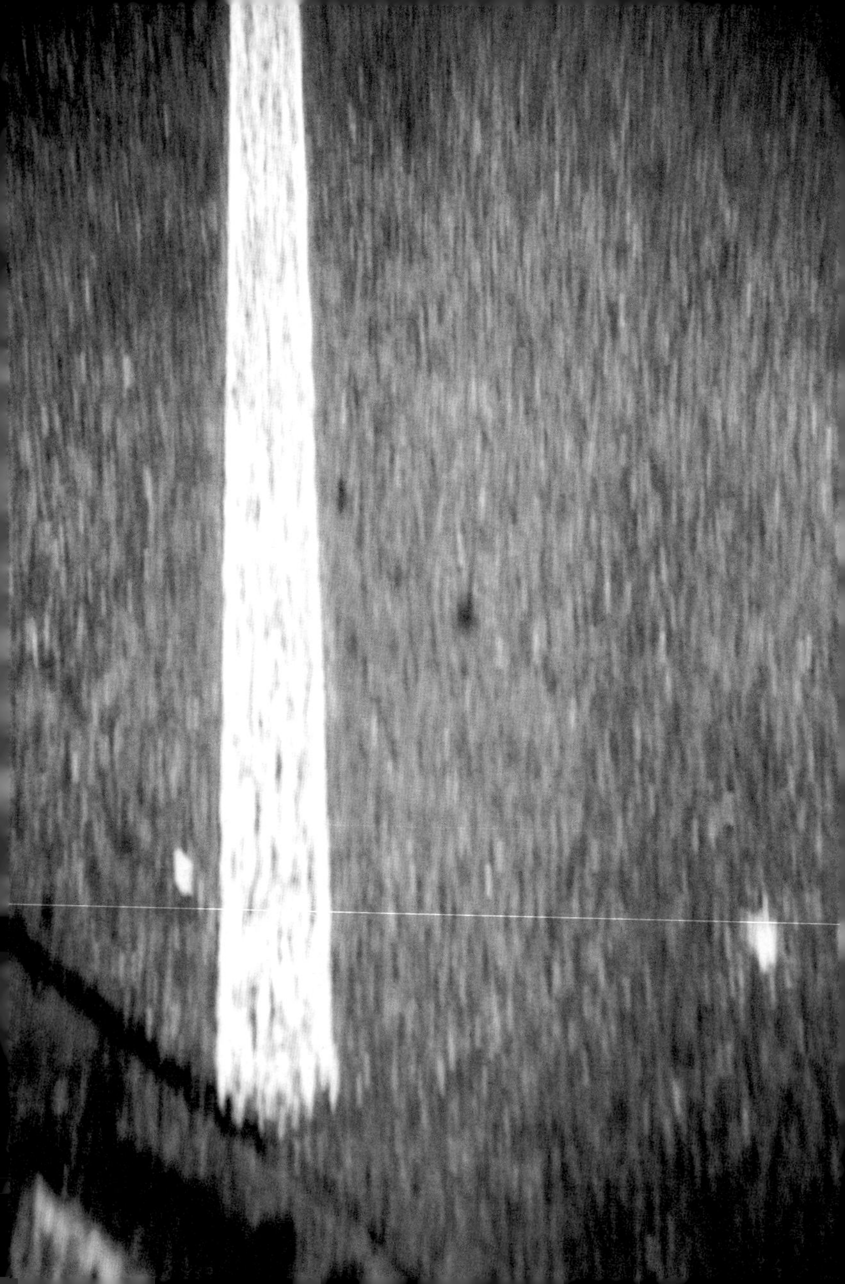

Kaum stieg ich aus dem Auto eines Freiers, musste ich mich übergeben. Irgendwann gewöhnte ich mich daran, dachte nur noch ans Geld und dass es meistens schnell geht und von hinten. So musste ich diese Typen wenigstens nicht anschauen.

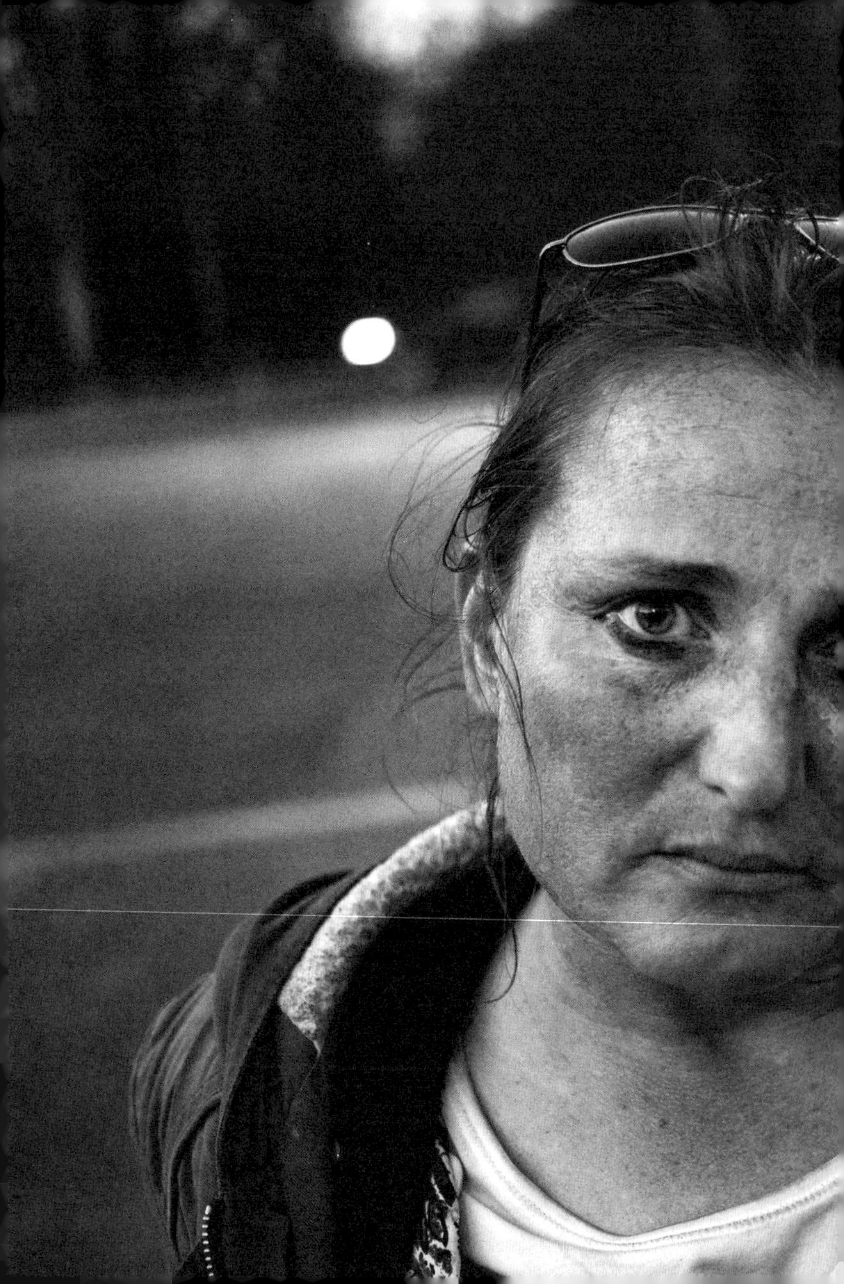

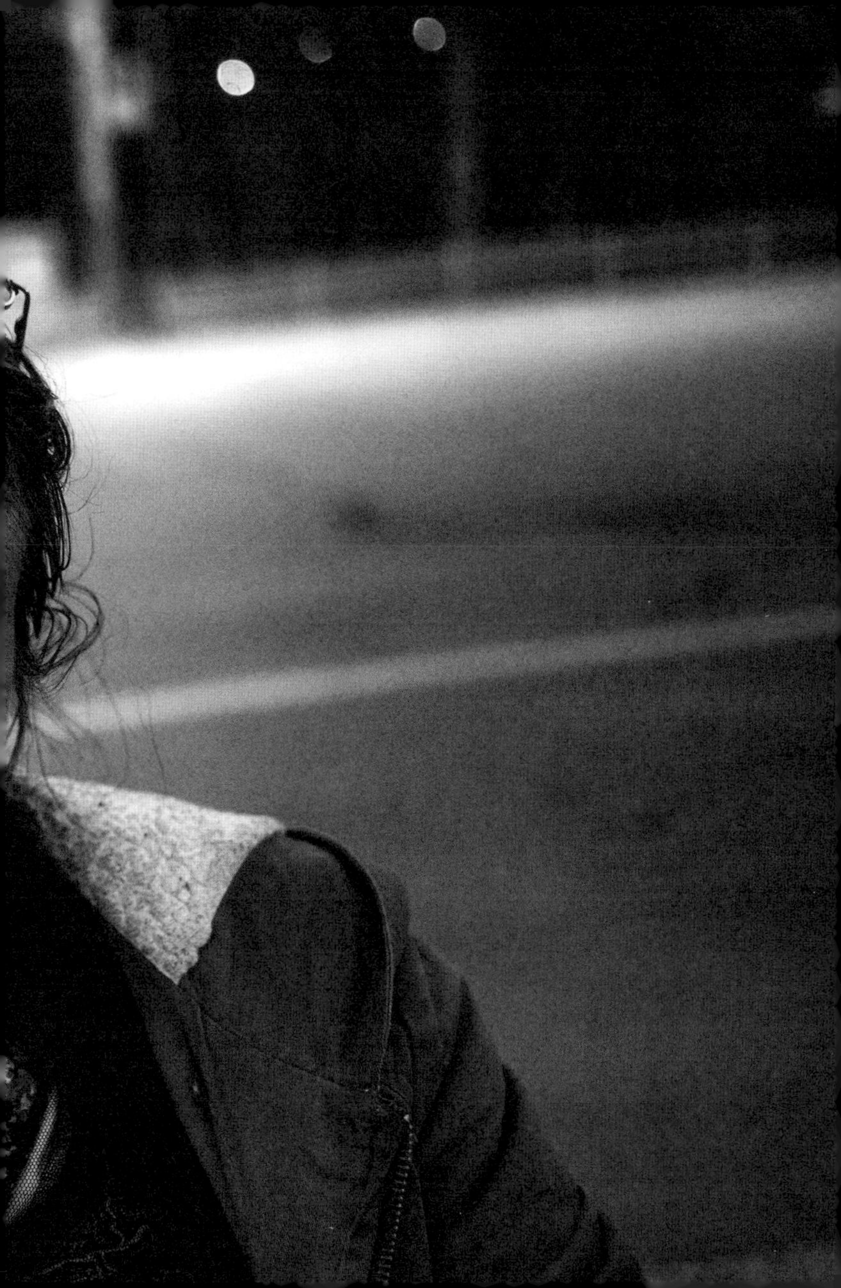

ar
Casa

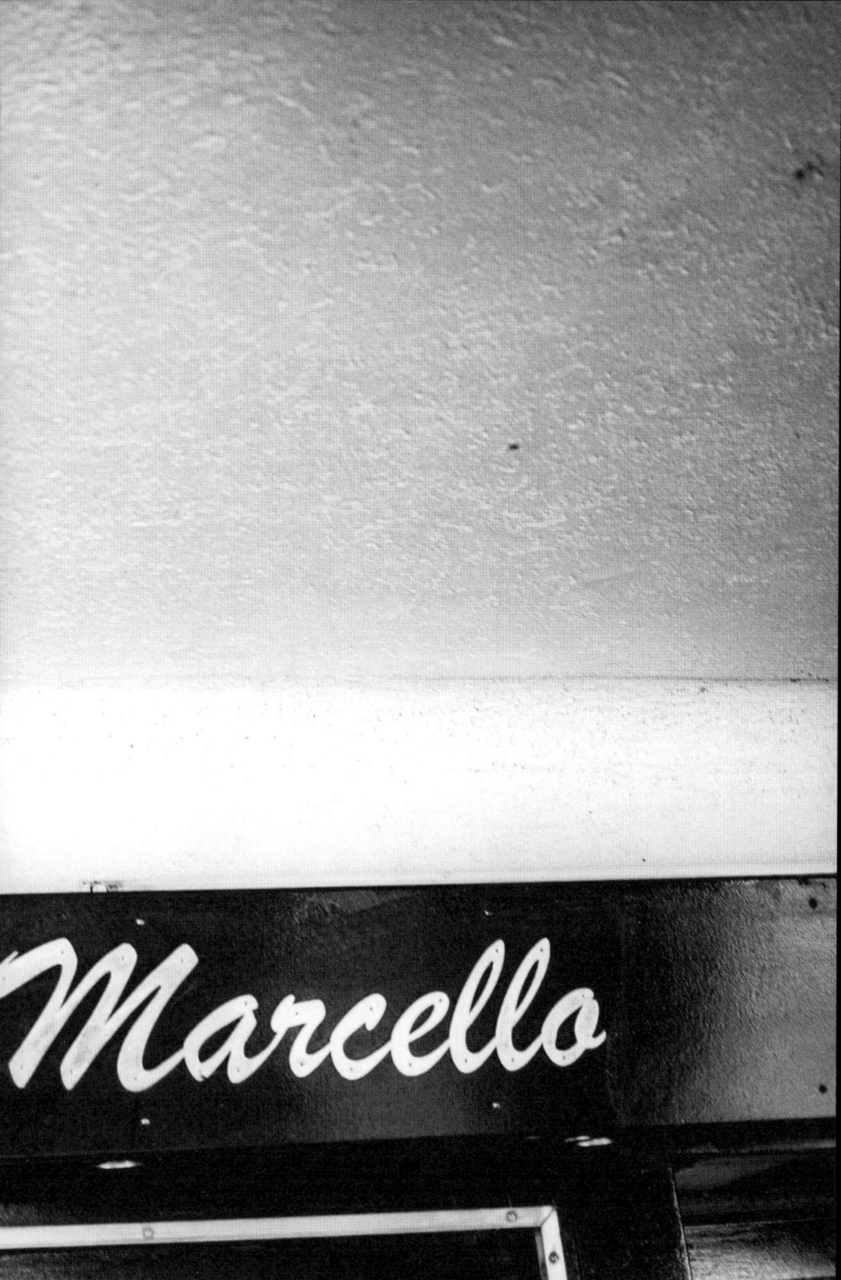
Marcello

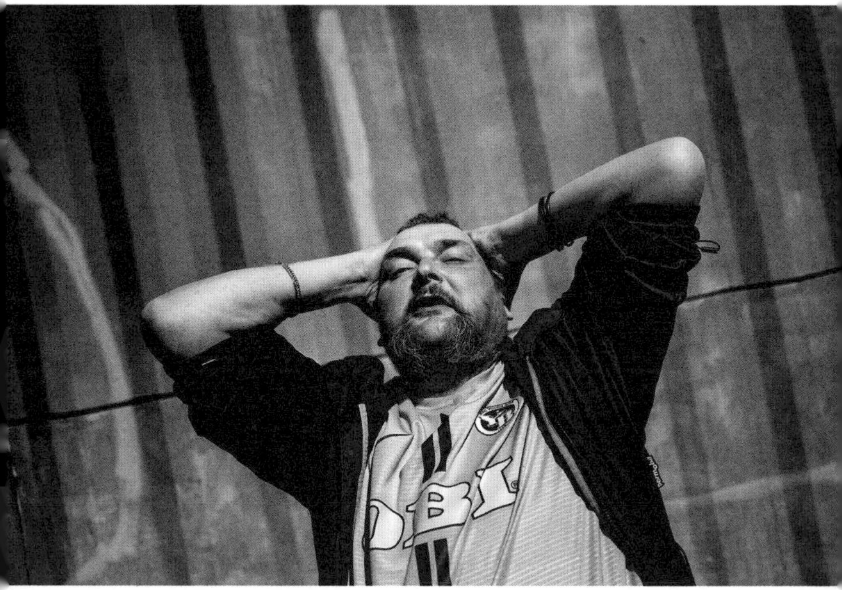

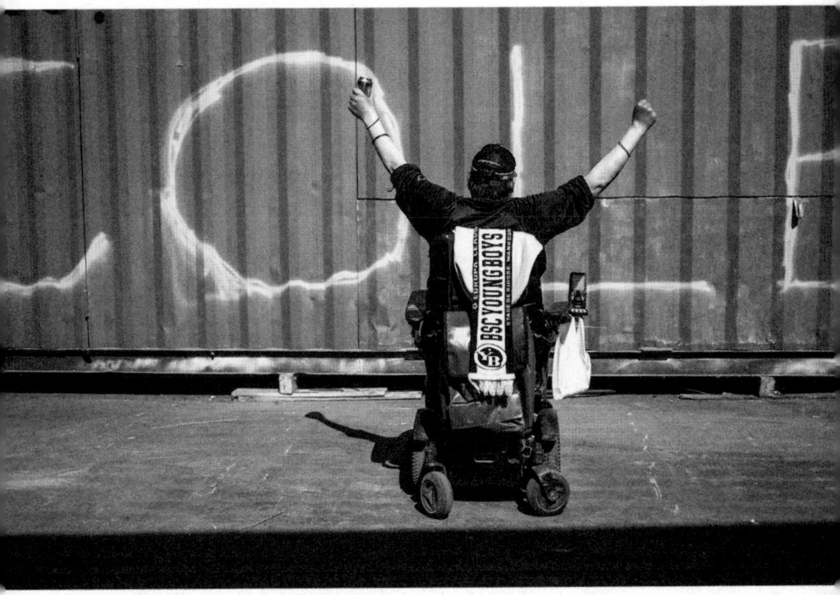
BSC YOUNG BOYS

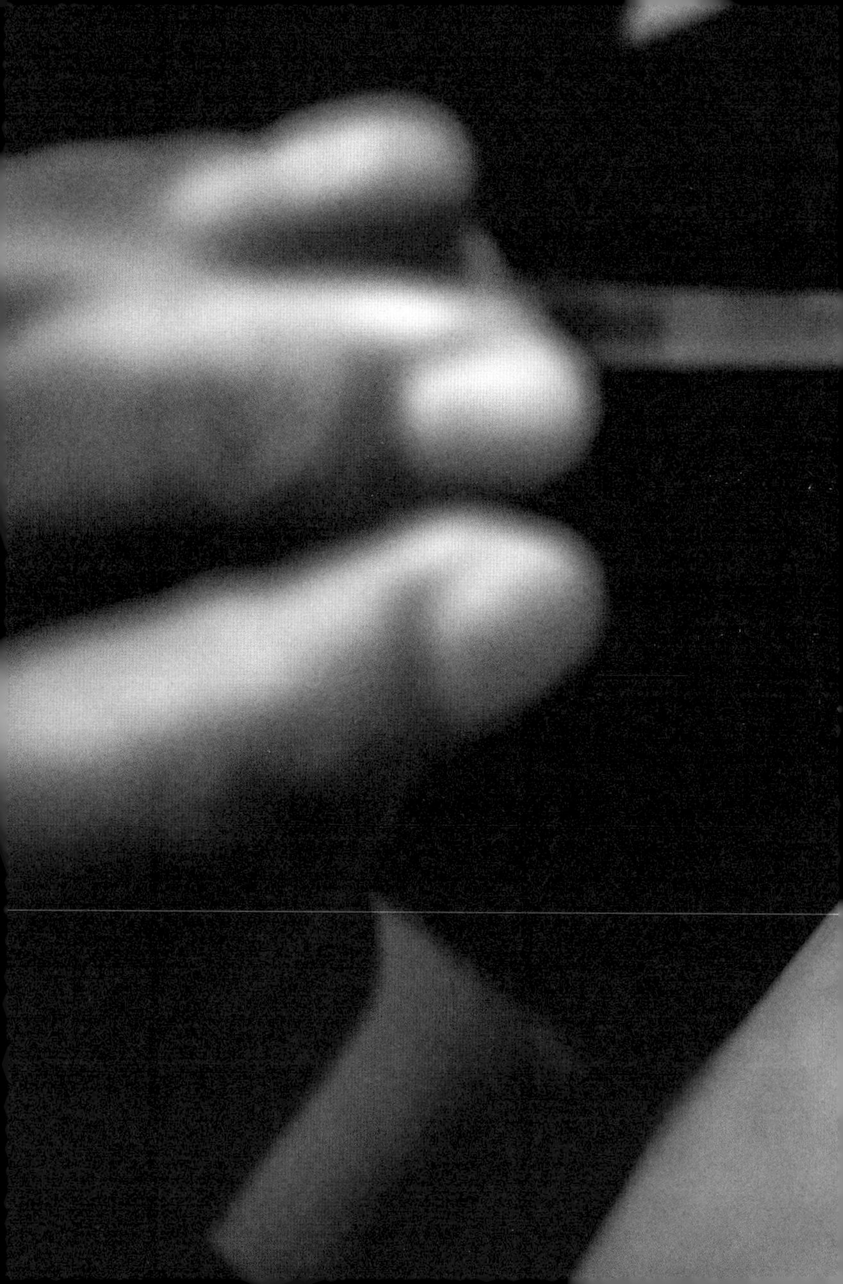

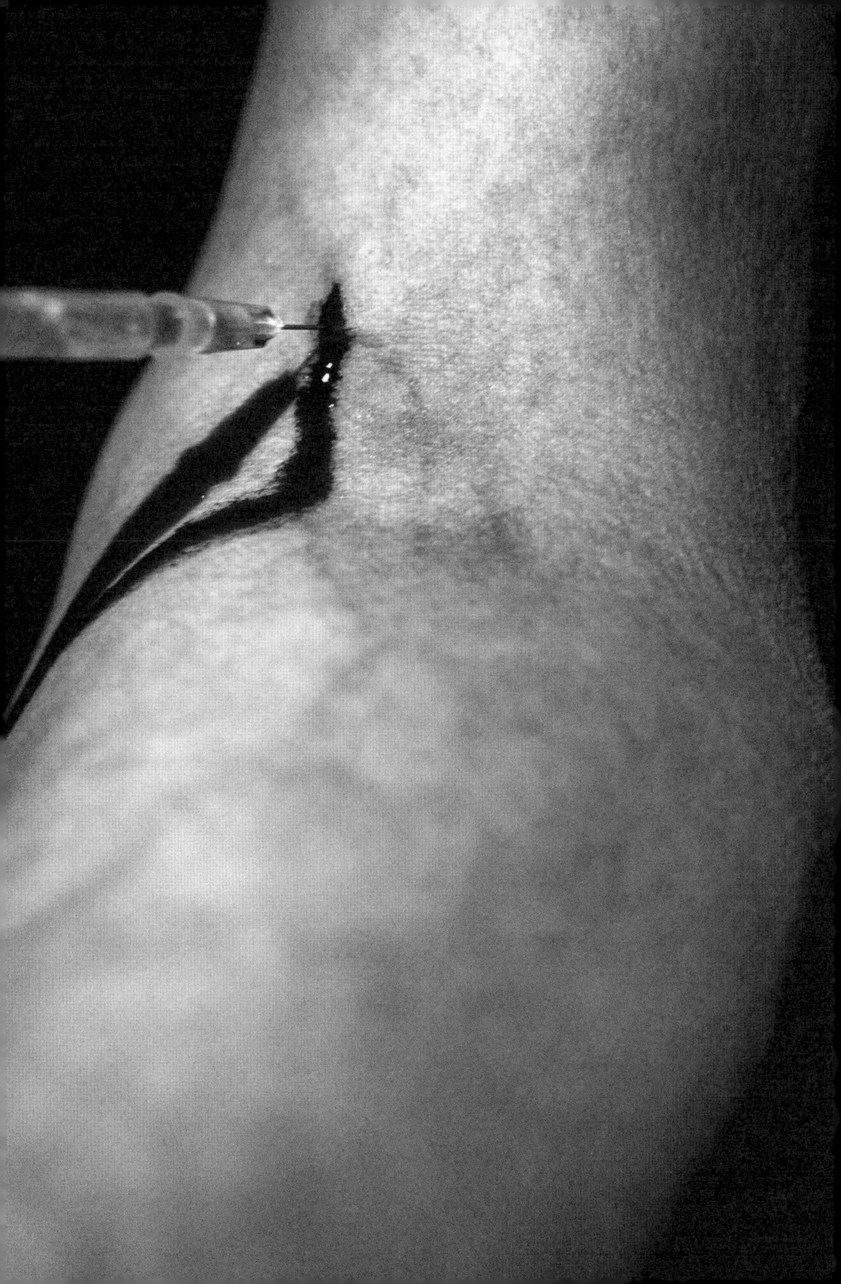

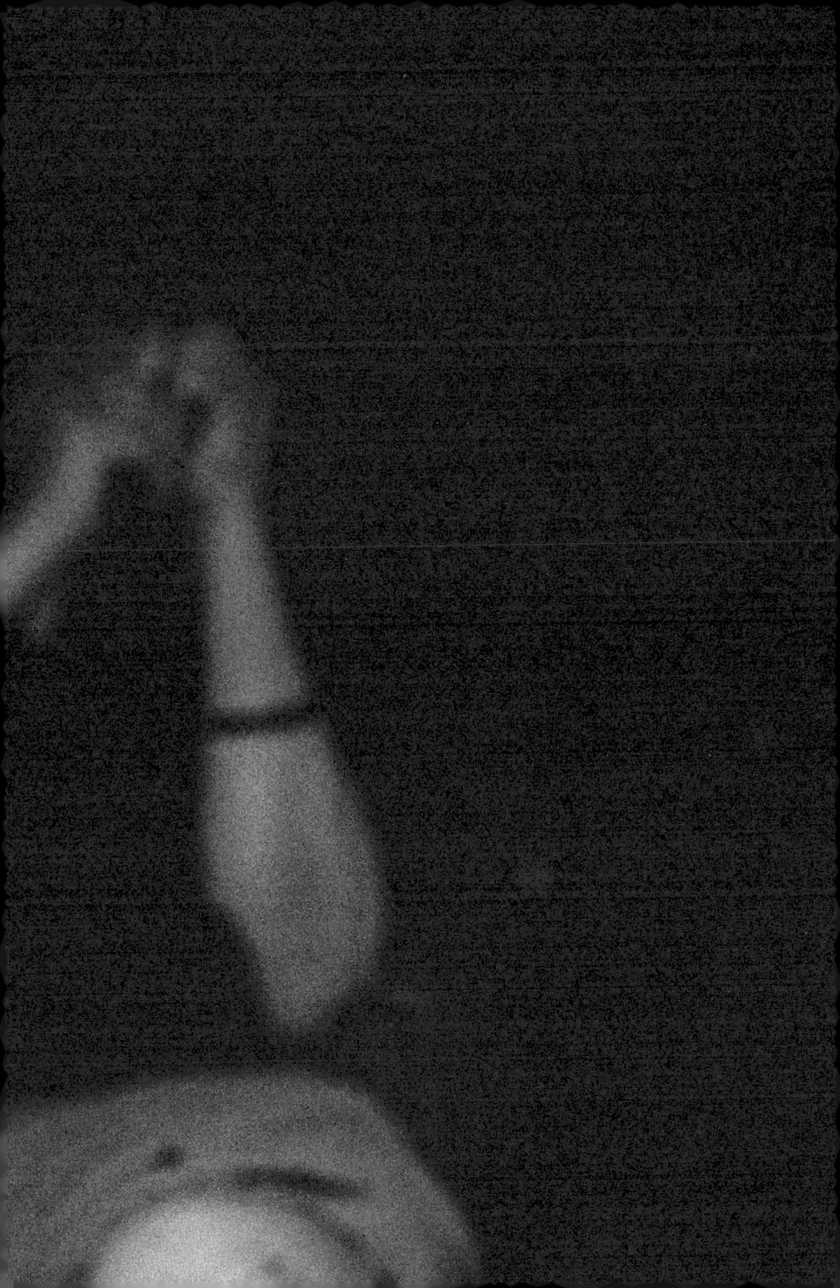

Und dann schwärmten wir vom Glücksgefühl beim Anblick der Raben, in dieser einen Sekunde, bevor sie wegfliegen. Und dass sie schon da waren, bevor es uns Menschen gab, und dass jetzt wieder so viele Raben in der Stadt sind, Tschugger und Raben, die krächzen.

Arme Lotti

Geht Liselotte Krähenbühl in die Stadt betteln, macht sie sich klein und unscheinbar. Und doch sieht sie jeder.

Lotti schlurft.

Lotti kaut im Leeren, wenn sie ihren Kiefer auf und ab bewegt, sie spitzt die Lippen, wenn sie am Tee nippt im Migros Restaurant an windigen Tagen.

Lotti geht von Kübel zu Kübel, sie kennt jeden.

Lotti sagt: «Spricht mich wer an, spiele ich die Verwirrte, die Dumme, die Alte, dann haben sie Mitleid und stecken mir ein paar Franken zu.»

Lotti sagt: «Ich bettle nicht.»

Lotti blickt finster, dabei sind es bloss ihre alten Augen, die nicht mehr wollen, verschwommen sind die Gesichter in der Ferne, verschwommen die Buchstaben ganz nah.

Lotti ist, wen wundert das, oft allein.

Noch nie hat Lotti einen Schnaps probiert, nur Bier. «Wie bitter dieses Gesöff doch ist!», sagt sie.

Lotti hat ein Portemonnaie aus buntem Stoff und mit einem goldfarbenen Metallverschluss.

Lotti mag keine Plastiktaschen. «Sind sie verknittert, sehen sie aus wie bei einem Drögeler», sagt sie.

Lotti würde Lose rubbeln den ganzen Tag, hätte sie das Geld dafür; manchmal schaut sie anderen dabei zu und fiebert mit.

Lotti streicht beim Zeitungslesen mit ihrem fleckigen Zeigefinger den Zeilen entlang.

Lotti hat ein Handy ohne Abonnement.

Lotti sagt von sich: «Ich habe nicht viel, ich trage leichtes Gepäck.» Und sie schmunzelt dabei, amüsiert sich.

Immer im Herbst entfusselt Lotti ihre Winterkleider. Den alten, grauen Mantel mit den beiden Innentaschen, den mag sie sehr.

Lotti hat kurze, melierte Haare und ein kantiges Gesicht wie von einem knorrigen Männlein, und sie trägt weisse Hosen und Blusen und dazu ihren grauen Mantel.

Lotti ist circa 1,65 Meter gross.

Lotti, wohnhaft in CH–3018 Bümpliz, lebt in einer 1,5-Zimmer-Wohnung, Sozialsiedlung, eng und lärmig ist es dort.

Lotti fährt mit dem Zug oder dem Postauto nur, wenn es sein muss, denn es läppert sich: Bern–Düdingen Dorf: 6.00 Fr.; Bern–Meikirch Käserei: 3.70; Bern–Schwarzenburg: 5.80.

Lotti heisst eigentlich Liselotte, ihr gefiele aber besser: Charlotte.

Lotti sagt: «Wie besessen schaue ich auf Preisschilder, schiele auf Aktionen, rechne den ganzen Tag rauf und runter, denke in Franken und Rappen, so ein Leben auch!»

Lotti sagt: «Ich hatte auch gute Zeiten, was denken Sie denn. Aber ich habe kein gutes Alter.»

Lottis liebstes Buch heisst: ‹Wer stirbt schon gerne unter Palmen›, Teil 1 + 2, von Heinz G. Konsalik, erschienen im Hestia Verlag, Bayreuth 1972. (Es geht um Schiffbrüchige, die von einem Albatros gerettet werden.)

Lotti sagt: «Arm sein ist anstrengend.»

Liselotte Krähenbühl war nicht immer arm. Sie wuchs in Thun auf, behütet, ging dort zur Schule, machte eine Lehre bei der Post, hatte eine volle Stelle, ein gutes Gehalt, sie lernte Toni kennen, Schreiner, mit 23 wurde sie zum ersten Mal schwanger, insgesamt waren es drei Kinder, zwei Söhne, eine Tochter. Als der Jüngste in die Primarschule kam, begann Liselotte Krähenbühl wieder Teilzeit zu arbeiten, zuerst in einem Büro, später im Verkauf. Das fühlte sich gut an. Dann machte sich Toni, inzwischen Schreinermeister, mit einer anderen auf. Und Liselotte Krähenbühl, gerade vierzig geworden, stand alleine mit den Kindern da. «Eine harte Zeit, ich musste rund um die Uhr arbeiten, auf einen grünen Zweig kam ich trotzdem nie», erinnert sich Liselotte Krähenbühl. Jahre später plagte sie eine Diskushernie, sie biss die Zähne zusammen und ging eine Weile krumm, aber dann musste sie sich operieren lassen, konnte wochenlang nicht arbeiten. Auf die Schmerzen folgten die Existenzängste. Erst schleichend, später im Galopp. Und Liselotte Krähenbühl kam der Gedanke: «Heute arm, immer arm!» Doch sie rappelte sich auf. Es reichte für fast nichts, aber es reichte. Bis zu ihrem 55. Geburtstag. Beim Fest am Thunersee, alle waren da, Familie und Freunde, ein froher Tag, riss sie, wie aus dem Nichts, ein Irgendetwas in ein russschwarzes Loch. Von da an ging alles in die Brüche, aber total.

Und Lotti weiss: Wer eingeladen wird, muss selber einladen, irgendwann. Doch dazu fehlt ihr das Geld. Und ein Zuhause, das sich zeigen lässt.

Lotti geht nie an die Seniorentreffs im Quartier zu Klatsch und Kuchen, was soll sie denn da bloss reden?

Lotti sagt zu ihren Kindern: «Alles gut, sorgt euch nicht!» (Und zu mir: «Die meinen sowieso, im Alter sei man am liebsten daheim, schaue fern oder löse Rätsel, so ein Blödsinn auch.»)

Lotti sagt: «Schreiben Sie bloss nicht ‹arms Lotti›, schreiben Sie ‹arme Lotti›.»

Lotti möchte Sex; Sex, nicht kuscheln.

Manchmal sagt eine Bekannte zu Lotti: «Mach mit uns einen Ausflug nach Kandersteg, Liselotte», oder auch: «Wollen wir käffelen?» Dann hat sie für alles eine Ausrede parat: wieder einmal zu Besuch beim Sohn im Aargauischen, ein Arzttermin («nein, nein, nichts Ernstes»), mit den Enkeln in den Tierpark, zum Coiffeur, Nachbars Katzen hüten, angeblich fünf an der Zahl.

Lotti, Jahrgang 1952, ist Widder und Aszendent Waage; sie hat den Sinn fürs Schöne, sagen die Sterne.

Niemals geht Lotti schnurstracks auf die Mülleimer zu, sie umkreist sie, schleicht sich an sie heran, als wären die Kübel ihre Beute und sie das Raubtier, blitzschnell und brandgefährlich.

Lotti geht ins Brockenhaus und tut so, als brauche sie nichts und als hätte sie von diesem schon genug und vom anderen gar zu viel.

In der Stadt macht sich Lotti unsichtbar, sie kennt Wege und Orte, die es gar nicht gibt; dort steht sie still von Zeit zu Zeit, holt Atem, dann schwebt sie von neuem davon.

Lotti macht sich Notizen, wenn sie einkaufen geht, sie lässt sich nicht lumpen: zwei Putzmittel à 750 ml für insgesamt 6.95 Fr.; 100 Rechaudkerzen für 4.95; 5 Pack Petit-Beurre-Biskuits (total 1 kg) für 3.95; 700 g Tomatensauce Basilikum für 1.50; 500 g Spanische Nüsse für 2.95; 10 Wienerli für 6.50; Gemüse und Obst kauft sie in der Migros, dort auch: ½ kg Budget-Zwieback für 1.65 statt die normale Packung von 250 g für 3.20; 6 Himbeer-Joghurts im Pack, Aktion, für 2.40 statt 1 fruchtiges für 75 Rappen.

Lotti geht gern in den Wald, stellt sich zu den Bäumen, wirft ihnen einen Gruss zu.

Lotti war, wie gesagt, nicht immer arm.

Lotti mag (mit mir) nicht reden über: Scham, Krankheit, ihre beste Freundin, wie sie früher aussah, den ältesten Sohn, den Tod. («Und über Gott?», frage ich. «Gibt nicht viel zu sagen über den», meint sie. «Ein Plagöri.»)

Lotti sagt trotzdem: «Der Tod kann mich mal.»

Und über sich sagt Lotti: «Ich verlumpe und verdumme.»

Lotti hat Lippen so dünn wie ein dürrer Grashalm, in ihren Augen leuchtet Licht zu jeder Tageszeit.

Lotti mag rasierte Männer.

Lotti fürchtet sich vor der Grippe.

Lotti bügelt Taschentücher und denkt dabei an ihren Mann von einst, Toni Krähenbühl, Jg. 1946, Schreinermeister, Schürzenjäger, Pilzsammler, begraben auf dem Bremgartenfriedhof in Bern.

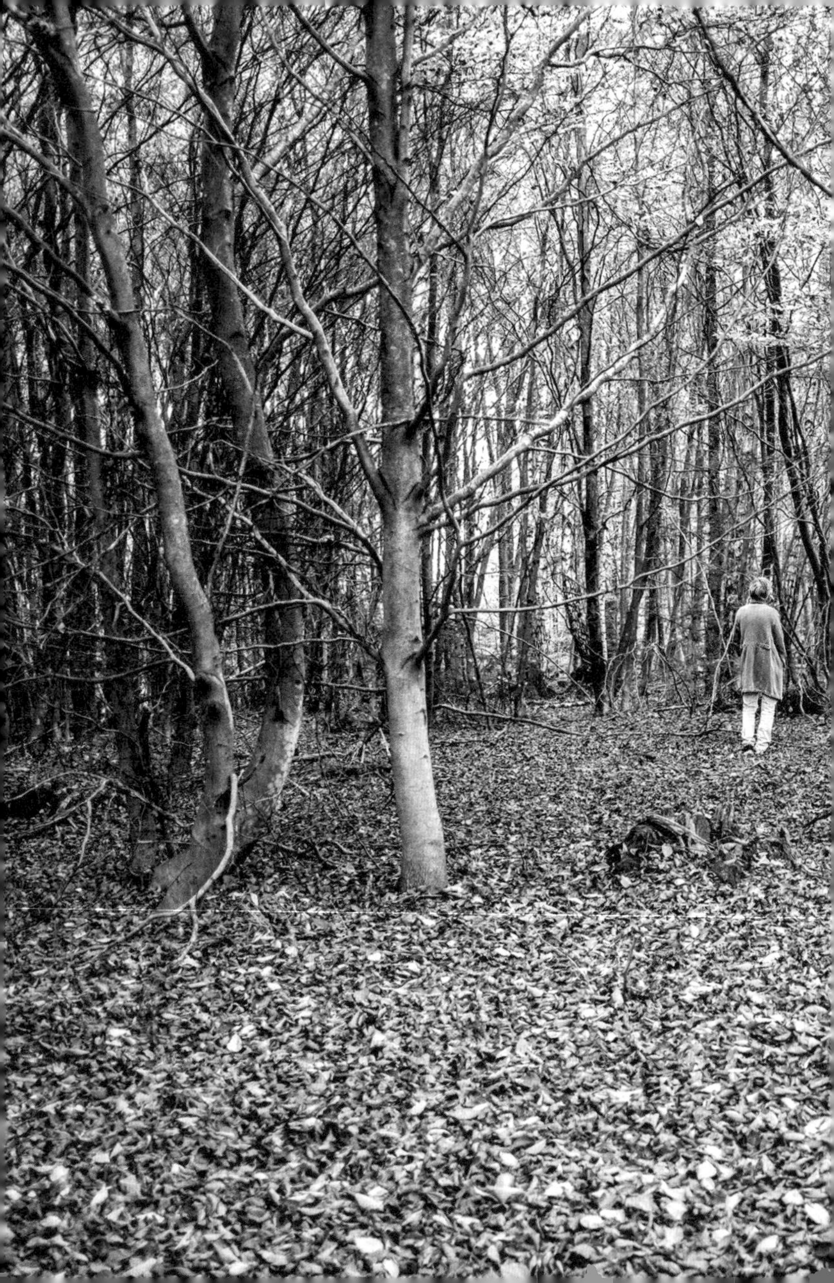

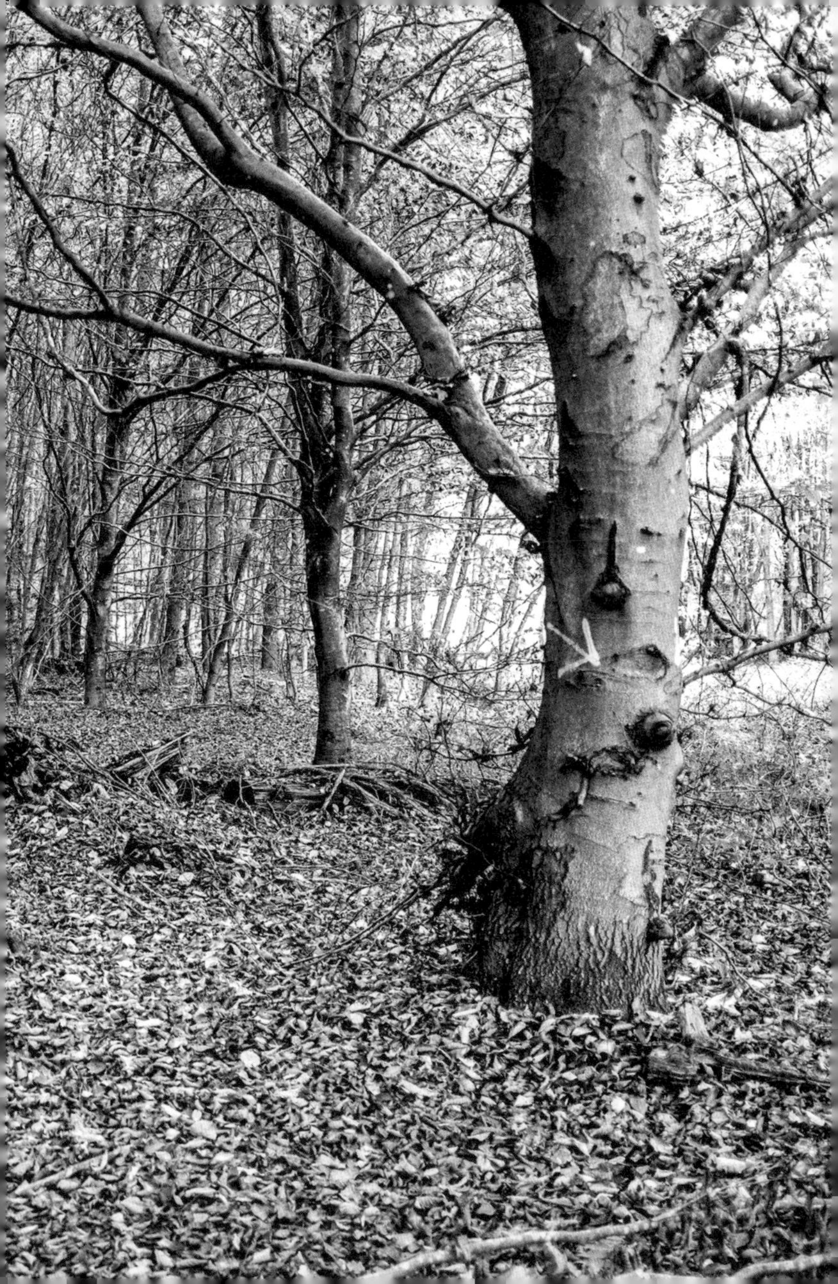

Lottis grösste Angst ist: dass die Natur all das nicht mehr mitmacht, dass sie zurückschlägt, sozusagen.

Zum letzten Mal getanzt hat Lotti am 12.03.1998, es war die Hochzeit ihrer Tochter, der Tänzer ihr Schwager, «nicht besonders hell», sagt sie, «aber guter Schwung und fester Griff».

Lotti mag Vögel; als sie ein Mädchen war, drehte der Vater ihrem Kanarienvogel Hugo, er war schwer erkrankt, keuchte und trug kaum noch Federn am Leib, den Kopf um.

Fast alles, an das Lotti denkt den ganzen lieben Tag lang, denkt sie für sich. Sie sagt: «Ist nicht schlimm. Mein Leben ist ein kleines.»

Lotti kann herzhaft lachen über Welpen, die weder ein noch aus wissen mit diesem Leben, das noch auf sie zukommt.

Lotti sagt: «Im Rechnen war ich eine Kanone, Klassenbeste.»

Lotti findet Grosseltern peinlich, die sich mit ihren Enkeln aufführen wie Kinder mit Puppen; sie sagt: «Das gehört sich nicht.»

Lotti würde gerne jeden Tag die Zeitung lesen. (Das Jahresabonnement der Berner Zeitung BZ kostet 555 Fr.)

An ihrem Hochzeitstag, daran erinnert sich Lotti, dachte sie an einen anderen, an Ruedi, Klassenkamerad, Jugendschatz, Bauernsohn, schneidig und gierig, worüber sie bis heute mit niemandem sonst geredet hat, «aber das spielt jetzt sowieso keine Rolle mehr», sagt sie, und trotzdem freut sich Lotti darüber, sie kichert und kneift ihre Augen zu.

Lotti fragt mich: «Mussten Sie auch schon unten durch?»

Und ein andermal fragt sie mich: «Wieso wollen Sie das alles wissen? Warum interessiert Sie das?»

Liselotte Krähenbühl hatte ich einige Mal am Berner Bahnhof gesehen, einmal war ich ihr gefolgt, heimlich, zugegeben, sie faszinierte mich, ihr Gang, die Art, wie sie die Mülleimer dieser Stadt umkreiste, irgendwann sprach ich sie an, wir erzählten uns einiges, dann verlor ich sie aus den Augen (Liselotte Krähenbühl gehört zu diesen Menschen, die sich auflösen können in Nullkommanichts). Ich schrieb im Strassenmagazin Surprise ein Porträt über sie, vergass sie zwischendurch, ich traf sie wieder, wir verabredeten uns auf einen Tee, ich brachte ihr meinen Artikel mit, den sie murmelnd las und am Ende mit den Worten kommentierte: «Aber da steht ja gar nichts über mich.» «Gut», sagte ich, «dann machen wir das noch einmal, und ich schreibe nur, was Sie sagen.» Frau Liselotte Krähenbühl amüsierte sich prächtig darüber und sagte als Erstes: «Schreiben Sie bloss nicht ‹arms Lotti›, schreiben Sie ‹arme Lotti›.»

Lotti sitzt auf dem Sofa und schlüpft aus ihren beigen Hausschuhen und krallt die Zehen zusammen und seufzt: «Die Gelenke, junger Mann!»

Lotti möchte in diesem Leben noch: nach Lourdes reisen (aus Nostalgie), regelmässig zum Frisör, ein Jahresabonnement der BZ, eine hübsche Wohnung mit Garten, falls möglich, eine Freundin, auf die Verlass ist, Sex, einen Internetanschluss, immer einen Schein zu viel in ihrem Portemonnaie aus Stoff, eine Brille, Aussehen egal, ein neues Besteck.

Und in einem anderen Leben möchte Lotti: ein Zuhause mit Menschen, die auch mal für ein Spässchen zu haben sind.

Lotti mag Kartoffelsalat.

Einmal im Monat wird Dorothea S., Mutter von zwei Töchtern, zu Samantha. Ihre Spezialität: Männerüberschuss.

Vielleicht liegt es an ihrer Körperhaltung, diesen leicht zurückgenommenen Schultern, oder an ihrem steten Nicken, am Klacken der Fingernägel oder daran, dass sie ihre Sätze oft mit «nicht wahr?» enden lässt und dabei überhaupt nicht arrogant wirkt, sondern schampar höflich, ganz und gar korrekt. Ist man jedenfalls mit Dorothea S. im Gespräch, hat man unweigerlich das Gefühl, man sage lauter Dinge, die eigentlich sie gleich sagen wird. Als wüsste sie lange im Voraus, welchen Weg der Austausch nimmt. Zum Beispiel gibt sie dieses zu bedenken: «Schon interessant, dass wir viel besser wissen, was Unglück ist als Glück, nicht wahr?» Und ich erwidere: «Es kommt wohl darauf an, ob wir das Glück schlechthin meinen oder bloss Momente des Glücks.» Worauf sie anerkennend nickt, als hätte ich eine Prüfung bestanden. Dabei habe ich noch nie über das Glück schlechthin nachgedacht; auch bat ich Dorothea S. nicht um ein Treffen, um über derlei zu sinnieren.

Eigentlich möchte ich von ihr wissen, wie sie das macht mit all diesen Männern und dem ganzen Sperma.

Dorothea S. lächelt, sie meint, wir könnten selbstverständlich mit diesem Thema beginnen. Oder erst noch die Sache mit dem Glück abrunden, was wir tun. Denn im Leben von Dorothea S. dreht sich am Ende sowieso alles ums Glück.

Doch zuerst zur Person:

Die Diplompsychologin Dorothea S., 48, mit einer Abschlussarbeit über Positive Leadership, hat volles Programm: Ihre beiden Töchter, 15- und 17-jährig, suchen sich gerade einen Weg durchs Leben, sie schmeisst den Haushalt, treibt Sport, geht ins Theater, macht Wanderungen und möchte Spanisch lernen. Nach einem strengen Tag lässt sie sich ein Bad ein, sie hört dazu Musik, später schaut sie auf dem Laptop einen Film an, es darf ein Krimi sein oder auch etwas

Romantisches, was eigentlich egal ist, denn sie schläft bald ein. Dreimal die Woche bietet sie Coachings an und gibt Vorgesetzten Tipps, wie sie ihre Angestellten glücklich und also noch produktiver machen können. Eine Arbeit, die Dorothea S. erfüllt. Seit Jahren möchte sie dazu einen Ratgeber verfassen oder wenigstens eine Art Handbuch, doch bisher fehlt die Zeit.

In Sachen Beziehungen wäre zu erwähnen:

Der Mann von Dorothea S. hat sich vor fünf Jahren von ihr getrennt; geschieden sind die beiden erst seit kurzem. Sie habe ihn geliebt, sagt Dorothea S. Sie wollte Familie, ein gemeinsames Leben. Das habe sie nie hinterfragt, sie habe daran geglaubt: an dieses Versprechen, den Weg gemeinsam zu gehen. Ihr Mann habe sich schliesslich anders entschieden, das sei sein Recht. Er warf ihr angeblich vor, sie sei nur noch mit sich selbst beschäftigt, er klagte über ihr nüchternes Wesen, zu wenig Sex und die Eintönigkeit im Alltag. Sie stimmte ihm in allen Punkten zu und befasste sich schon bald wieder mit ihren eigenen Dingen. Seitdem hat sie keine feste Beziehung mehr, einzelne Affären zwar, aber nichts Ernstes offenbar.

Über Bukkake hat Dorothea S. per Zufall in einem Magazin gelesen, darin wurde die Frage aufgeworfen: Ist es für eine Frau erniedrigend, wenn sie von fremden Männern angespritzt wird? Was folgte, war eine Abhandlung aus feministischer Sicht. Dorothea S. aber blieb die ganze Zeit über bei der Vorstellung hängen, wie das wohl für sie wäre. Sie stellte sich die Szene vor: um sie herum Männer, sie im Zentrum. Es passte. Es kam ihr nichts fremd oder eigenartig bei all dem vor. Dabei sei Sexualität für sie gar nicht so wichtig, sie komme auch mit wenig aus. Und Pornographie? Nein, nicht ihr Ding.

Ein Einschub an dieser Stelle, quasi historischer Art:

Der Ausdruck «Bukkake» wird im Japanischen benutzt, wenn Sosse über Nudeln geschüttet wird; dabei können, mehr oder weniger überraschend, Spritzer entstehen. Angeblich war von Bukkake auch im Zusammenhang mit einem uralten japanischen Hochzeitsritual die Rede, bei dem die Haut der Braut mit dem männlichen Ejakulat bespritzt wurde; dies sollte dem Paar ein langes und fruchtbares Leben bescheren. Eine andere Theorie besagt, Bukkake sei im feudalen Japan eine Strafe für Ehebrecherinnen gewesen: Splitternackt und auf Knien in der Dorfmitte vor aller Leute Augen ausgestellt, wurde die Untreue entehrt, indem die anwesenden Männer sich vorzugsweise auf ihr Gesicht entluden. Für beide Erklärungen gibt es offenbar keine ausreichenden Belege. Wahrscheinlicher ist, dass sich Bukkake in japanischen Pornofilmen der 1970er-Jahre etablierte, um die Zensur zu umgehen: Während die Darstellung von Genitalien verboten war, durfte Sperma gezeigt werden. Heute wird Bukkake dem Fetischbereich zugeteilt und gehört zu den «ausgefallenen» Sexualpraktiken, die auf organisierten Partys ausgelebt werden.

Und nun zur Sache oder dem Versuch eines Interviews mit Unterbrüchen:

«Dorothea S., wie wurde aus Fantasie Realität?»

«Das dauerte. Ich musste erst herausfinden, was das mit mir macht. Zwischendurch war ich regelrecht absorbiert, ich konnte an nichts anderes mehr denken als an die vielen Männer, wie sie vor mir stehen, das Sperma. Einmal schaute ich mir einen Bukkake-Porno an, doch mir ekelte davor. Für mich hatte das zunächst nichts Sexuelles. Schwer zu glauben, nicht wahr?»

«Sie sagen ‹zunächst›. War das später anders?»

«Es ging mir immer darum, die Kontrolle zu behalten. Ich wollte nicht, dass mir das alles entgleitet, dass ich abhängig werde, im Kopf oder körperlich. Wie gesagt, es gab Zeiten, da dachte ich an fast nichts anderes.»

«Also doch eine Obsession?»

«Wenn Sie so wollen. Irgendwann wusste ich, ich bin bereit, ich kann das.»

«Wie kamen Sie an Bukkake-Partys heran?»

«Sie werden auf Foren im Netz angekündigt. Ich kontaktierte einen der Veranstalter. Er antwortete sofort, denn die sind immer auf der Suche nach Frauen. Es gibt nicht viele, die das machen. Erst telefonierten wir, später haben wir uns getroffen. Wir konnten uns rasch einigen und das Drumherum regeln.»

«Wie zum Beispiel die Gage? Nennt man das so?»

«Ja, auch, aber vor allem ...»

«Wie viel kriegen Sie pro Anlass, was bezahlen die Männer?»

«Zwischen 800 und 1500 Franken, es kommt darauf an, was ich anbiete. Der Eintritt liegt bei 300 Franken, manchmal auch darunter.»

«Und wie viele Männer sind an diesen Partys?»

«Zwei Dutzend finde ich optimal, es gibt meistens zwei Durchgänge, also gegen fünfzig Ejakulationen. Unter zehn Männern biete ich mich nicht an. Das sinnliche Erlebnis, voller Sperma zu sein, stellt sich da kaum ein.»

«Und wie oft machen Sie das?»

«So einmal im Monat, meistens an einem Dienstag. Aber was ich eigentlich sagen wollte: Mir ging es immer um klassisches Bukkake, wo der ganze Ablauf klar geregelt ist.»

«Welche Regeln gelten da?»

«Die Wichtigste: ‹You can cum, but you can't touch.›

Es gibt während des ganzen Prozederes keinen Körperkontakt.»

«Weder Oral- noch Geschlechtsverkehr? Auch keine Berührungen?»

«Ausgeschlossen. Bei mir jedenfalls. Ich bin die Unberührbare. Ich bin die Unnahbare. Das ist doch, was die Männer so erregt, nicht wahr?»

Wenn man der Geschichte von Dorothea S. glaubt, gibt es, die Bukkake-Praktik betreffend, kein grösseres Missverständnis als die Vorstellung, Männer würden die Frau einzig als lebende Wichsvorlage betrachten und dabei ihren Besudelungstrieb ausleben. Das Gegenteil sei der Fall. Die Frau – umringt von Männern, die selbst Hand an sich legen –, werde verehrt wie eine Königin. Dorothea S. sagt es so:

«Ich bin die Mächtige. In diesen Momenten gebe ich jedem der Männer das Gefühl, dass ich nur eines will: sein Sperma. Diesen Wunsch wollen sie mir unbedingt erfüllen. Sie möchten mir dienen. Dafür muss ich sie im Griff haben. Vieles geht bei mir über Blicke. Dirty Talk mache ich keinen, ich finde das albern. Manchmal sage ich ‹warte!› zu einem, der vor mir steht und bald kommen will, und schicke ihn in die hintere Reihe. Das macht ihn nur noch mehr an, er denkt, er müsse mir eine besonders grosse Portion von seinem Sperma abgeben. Was ich meine, ist: Beim Bukkake habe ich das Sagen, niemand sonst.»

«Weiss Ihr Umfeld davon?»

«Niemand weiss das. Ich hätte mich einer Freundin anvertrauen können, sie besucht mit ihrem Partner Swingerpartys. Aber nein. Ich will, dass es bei mir bleibt, mir gehört. Auch das hat seinen Reiz.»

«Was ist mit den Männern auf den Partys? Keine Angst vor Indiskretion?»

«Nein, wer da mitmacht, erzählt das in der Regel nicht weiter. Sowieso, je extremer etwas ist, umso verschwiegener sind die Leute, nicht wahr?»

«Was bedeutet hier ‹extrem›?»

«Sperma in den Mund mit Schlucken oder Gokkun [Anm.: mehrere Männer ejakulieren in ein Gefäss, dessen Inhalt die Frau im Anschluss austrinkt], da rebelliert inzwischen mein Magen. Oder in die Augen, das brennt. Mache ich Facials, also Gesichtsbesamungen, habe ich eine Brille an. Es gibt Frauen, die tragen eine Augenbinde. Aber ich will den Blickkontakt zu den Männern behalten und ihre Erregung sehen. Oft lasse ich mir auf die Brüste spritzen. Oder auf die Füsse.»

«Sie betonen immer wieder, es sei eigenartig gewesen, dass Ihnen das alles von Beginn weg so normal vorkam ...»

«Nicht unbedingt normal. Aber es war mir nicht fremd. Und das hätte es eigentlich sein können. Mein eheliches Sexleben war nun wirklich nicht spektakulär, auch hatte ich keine wilden Fantasien. Klar, Bukkake weicht von dem ab, was wir als ‹normales› Sexualverhalten definieren. Das sieht man schon daran, dass die Lokalitäten, wo die Anlässe stattfinden, geheim bleiben oder viele der Männer Masken tragen. Aber das ‹Abnormale› hat für mich keinen Reiz. Wohl auch, weil mich das Sexuelle daran nicht so interessiert. Mir geht es um die Sache mit dem Dienen. Um die Macht. Es gibt diese Stelle bei Marquis de Sade, ich glaube in seiner ‹Philosophie im Boudoir›, wo er die Lust am Dienen, ob aus Sicht der Bedienten oder des Dieners, über alles stellt.» (Donatien Alphonse François Marquis de Sade, 1740–1814; ihn hat der waadtländische Schriftsteller Jacques Chessex einmal beschrieben als: «Feind Gottes, Arschanbeter, schrecklicher Verbrechen gegen junge Mädchen und Frauen schuldig,

Schänder von Knaben auch, Besudler von Hostien und Kultgegenständen».) Dorothea S. fährt fort:

«Ich will ja nicht bestreiten, dass Sexualität oft mit Macht zu tun hat, das kennen wir alle, nicht wahr? Eine Bekannte von mir redet gern davon: Wie wir Frauen die Männer nach Belieben um den Finger wickeln können, vor allem, wenn sie aufgegeilt sind und auf die Grösse ihrer Schwänze schrumpfen. Natürlich weiss ich, was sie meint. Nur, ich kann damit nichts anfangen, ich finde das den Männern gegenüber verächtlich. Beim Bukkake ist es anders: Ich ehre die Männer, weil sie mich ehren.»

Tage später, es ist ein Dienstag, faltet Dorothea S. in der Mitte eines geräumigen Zimmers einer Loft abseits der Stadt ein schwarzes Plastiktuch auseinander, sie ist barfuss, trägt einen kurzen Rock und eine helle, aufgeknöpfte Bluse, sie steckt ihr blondes Haar zusammen, streicht mit einer Creme Gesicht und Brüste ein, setzt eine Brille auf und kniet sich auf das schwarze Plastik nieder. Dann betreten achtzehn Männer den Raum, einer nach dem anderen, einige sind nackt, andere nur unten ohne, manche haben Sturmmützen über ihr Gesicht gezogen oder sie tragen Masken wie aus Venedig, es sind grosse Männer dabei und kleine, beleibte, behaarte, tätowierte, pensionierte, solche mit einer Glatze und solche mit einem Schnauz, und wie bei einem geselligen Lagerfeuer bilden sie einen Kreis um Frau Dorothea S., die heute Abend Samantha heisst, und beginnen zu onanieren, sie werfen sich aufmunternde Blicke zu, und ausser einem unterdrückten Stöhnen und einem Husten dann und wann ist nichts zu hören, jetzt tritt der erste einen Schritt vor und spritzt Samantha ins Gesicht, das Sperma rinnt an ihr herunter, dann folgt der zweite, der dritte, vierte, fünfte, sechste, siebte und so fort, einige packen ein, die meisten aber kommen zweimal, und nach einer guten Stunde bedankt man sich allseits, Samantha geht unter die Dusche, sie trinkt im Stehen noch einen Espresso mit der Frau, der das Appartement gehört, steckt das Couvert mit dem Geld ein und verabschiedet sich, als wäre sie an einer Weiterbildung gewesen.

Wir treten hinaus in die schwüle Nacht, und während ich werweisse, Dorothea S. doch noch zu fragen, wie das nun sei mit ihrer sexuellen Erregung an so einem Abend, schneidet sie mir den Gedanken ab mit den Worten: «Nun sind die Herren glücklich, und ich bin es auch.» Dorothea S. schmunzelt, das nasse Haar fällt auf ihre Schultern, und sollte sie genau jetzt an unser Gespräch von neulich anknüpfen und über die Differenz zwischen dem Glück schlechthin und den kurzen Glücksmomenten nachsinnen, würde mich das nicht wundern.

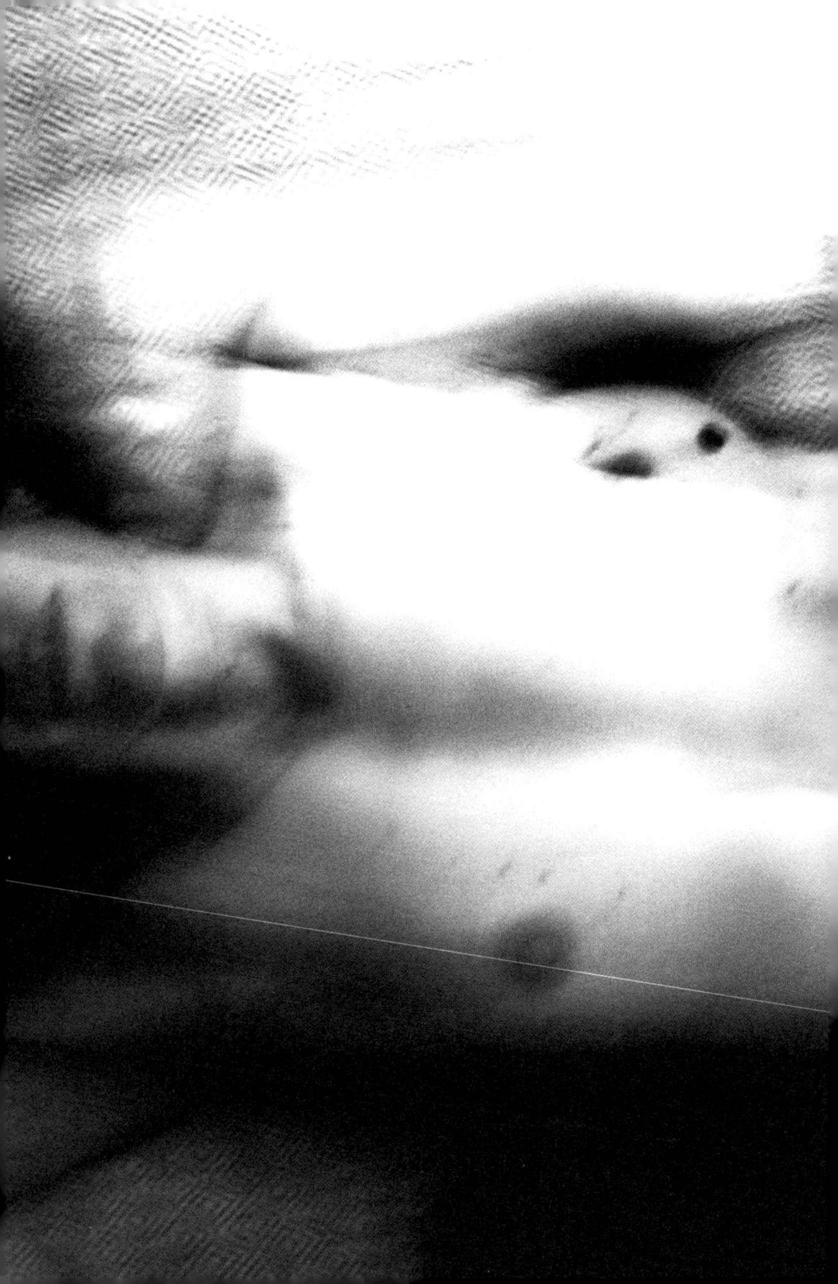

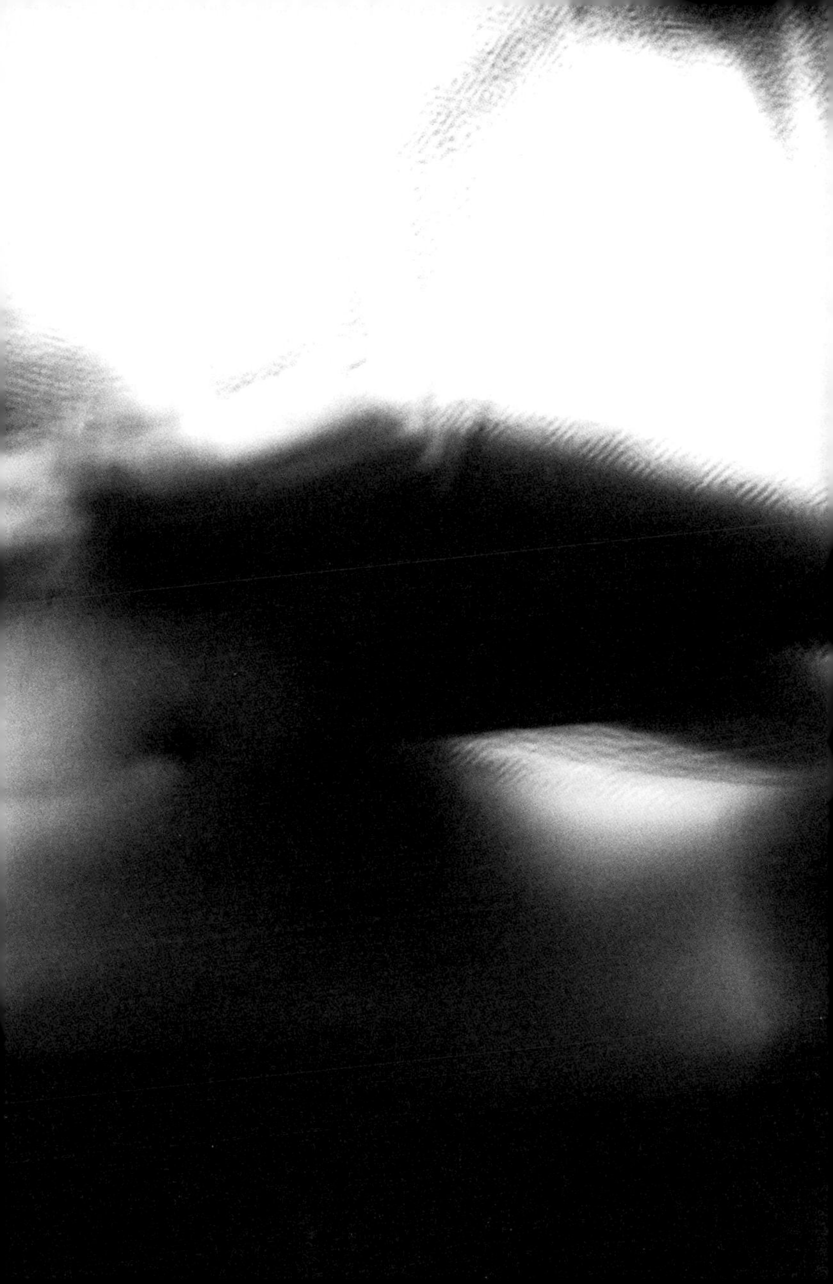

Die Dienerin

Die Rumänin Elena A. pflegt seit Jahren eine demente Frau. Und das rund um die Uhr. Hat sie mal eine freie Minute, plagt sie das schlechte Gewissen.

Erst begann Frau K. ihr Leben zu vergessen und dann ihre Sachen zu verlegen. Mal war es der Schlüssel, mal eine Haarbürste, die Giesskanne oder der Regenschirm, sie reagierte unwirsch auf Geräusche oder wurde aggressiv, wenn jemand sie ansprach, auch freundlich. Einmal packte die 81-Jährige ihren Enkel an den Haaren, riss ihn zu Boden, einfach so. Demenz, sagte die Ärztin geradeheraus. Und Therese, die Tochter, dachte bei sich: Auch das noch! In ein Altersheim, das kam für Frau K., die immer schon resolut war, absolut nicht infrage. Therese hörte von einer Bekannten, da gebe es Frauen, die wohnten bei Betagten und seien rund um die Uhr für sie da, 24 Stunden am Tag, 7 Tage die Woche, dazu günstig, was will man mehr?

Und so kam die Rumänin Elena A. ins Haus von Frau K.

Seit dreizehn Jahren macht Elena A. diese Arbeit, Rundumpflege oder 24-Stunden-Care, wie es im Jargon heisst, erst in Interlaken, jetzt in der Nähe von Biel. Eine Ausbildung zur Pflegerin hat sie nicht. Sie wuchs mit ihren Geschwistern bescheiden auf, in einem Dorf südlich von Bukarest, nahe der bulgarischen Grenze. Sie heiratete früh, wurde geschieden, sie heiratete ein weiteres Mal, bekam zwei Kinder, machte den Haushalt, arbeitete auf den Feldern von Grossbauern, sie stand den Schwiegereltern zur Seite und auch dem Pfarrer im Dorf, der sagte «du gute Seele von Brăniștari» zu ihr, was ihr peinlich war. Ihre Cousine arbeitete damals schon in der Schweiz, sie betreute die Kinder von Betuchten, brachte gutes Geld nach Hause, was sie gerne zeigte. («Sie trug diese teuren Handtaschen bei sich, hatte bestimmt hundert Paar Schuhe.») Elena A. redete mit ihrem Mann, dann mit der Cousine, ob es mehr von dieser Arbeit gebe. Ein paar Monate später, es war Winter, der Zug schön geheizt, kam sie in Interlaken an. Dort pflegte sie ein älteres Ehepaar. Einige

Jahre ging das so. Dann starb der Mann und die Frau bald darauf, und Elena A. wurde von einer Vermittlungsagentur die Stelle bei Familie K. in Biel angeboten, was ihr durchaus gefiel: die Altstadt, der See, die romanische Sprache.

Das war vor zwei Jahren. Breda, Elenas Mann, der daheimblieb, mochte sich nicht damit abfinden. Er wurde zunehmend mürrisch, seufzte ohne ersichtlichen Grund, erhob Vorwürfe, einmal sogar drohte er ihr mit einer Affäre, falls sie noch länger fortbliebe. «So, so», sagte Elena zu ihm, und giftig hinterher: «Eine Affäre, mit diesem krummen Rücken?» Ihr Mann fiel im Sommer davor von der Leiter, prallte auf eine Stahlplatte, lag Wochen im Spital, seitwärts. Jetzt geht Breda schief, er schluckt Pillen, arbeitet noch halb so viel, der Schmerz zieht seinen Körper zusammen wie ein Blatt zur dunklen Jahreszeit. Dabei hatte er stets die wichtigste Rolle in Elenas Leben. Er war Ernährer, war Kurier froher Botschaften, war Tröster, Sänger, Bastler, er war die Liebe ihres Lebens.

Er ist die Liebe ihres Lebens.

«Wir brauchen das Geld», sagte Elena A., und Breda zuckte mit den Schultern, muffelte und gab nach.

Meistens bleibt Elena A. für zwei Monate am Stück in Biel, sie putzt, kauft ein, kocht, bügelt, füttert die Katzen, sie badet Frau K., föhnt ihr Haar, cremt sie ein, redet ihr zu, dann kehrt sie für drei Wochen nach Rumänien zurück, zur Familie, dort kauft sie ein, kocht, putzt und reist, früher mit dem Flixbus, heute im Flieger, für zwei weitere Monate nach Biel, wo sich Frau K. in ein kleines, fremdes Kind verwandelt und die Furchen auf ihrer Stirn zu Luft werden und aus ihren Augen Blumen blühen, manchmal.

«Sie ist eine liebe Frau, so zivilisiert. Aber in letzter Zeit sagt sie unschöne Dinge zu mir. Sie zerreisst die Zeitung,

Briefe, alte Fotos. Sie kratzt mit den Fingernägeln über den Küchentisch, als wolle sie ihm wehtun. Ihre Füsse hält sie ständig umschlungen, damit sie nicht zucken und zittern. Ich glaube, Frau K. hat Angst.»

Man hört es in ihrer Stimme, Elenas Mitleid für diese Frau, die sie manchmal, sind die beiden allein, «Mutter» nennt.

(Eine Bemerkung dazwischen: Dass Elena ihrer Mutter heute nähersteht als sie selbst, weiss Tochter Therese nur zu gut. Schon als Kind konnte sie nicht mit ihr reden, Frau K., streng und steif, winkte immer ab; «ach was!» oder «jetzt aber!» waren ihre Worte, wenn Therese Kummer hatte oder eine Scheissfreude an Gott weiss was. Ist sie heute bei ihrer Mutter zu Besuch, dann redet sie mit sonderbar hoher Stimme zu ihr, doch nicht einmal jetzt verrät sie ihre Geheimnisse, wieso auch. Wie ein Farn sitzt Frau K. im Sessel, äugt nach rechts und nach links, hebt ihre dürren Arme, murmelt ein paar Worte. Dass nicht Elena, sondern sie, die Tochter, ihre Mutter umsorgen sollte, daran habe sie selbstverständlich gedacht und nicht wenig, sagt Therese. Aber eben. Sie hat doch selbst einen Sohn, ihr Mann ist auf und davon, sie hat eine anspruchsvolle Arbeit, muss sich schon so jede freie Minute erkaufen und so fort. Aber darum und um das schlechte Gewissen von Therese K. soll es hier nicht gehen.)

Weil Frau K. kaum noch hört, muss Elena A. immer wieder dasselbe sagen, so laut, dass sie über sich selber erschrickt. Dann lacht sie herzhaft auf und Frau K. starrt sie an und rollt mit den Augen, als würde sie sagen wollen: «Jetzt aber, Fräulein Elena!» Ein andermal nimmt Frau K. ihre Hand. «Erzähle mir vom Kommunismus», sagt sie bittend, und Elena A. beginnt mit Geschichten von früher; wie sie ständig Fahnen schwenkten und, aus Angst vor Gerede und

Verrat, mehr schweigen mussten als schnaufen durften, wie ihr Vater immer Arbeit hatte, obwohl er so viel trank, und wie er sie rumkommandierte wie ein Stück Vieh und wie sie als Mädchen in den Schnee spuckte, um es dem Winter heimzuzahlen, und noch dies und das.

Nur von ihrem Grossvater mochte Elena A. bisher nicht erzählen. «Spielte er einen noblen Herrn, der uns Geschenke brachte, so veränderte er seinen Gang und hüllte uns in den Rauch seiner krummen Pfeife. Erzählte er uns Märchen, von Wolken, die durch Dächer fielen, von kichernden Eseln, die übers Wasser trotteten, so verstellte er seine Stimme. Was gäbe ich, könnte ich noch einmal beim Ofen sitzen neben ihm.»

Oft träumt Elena A. von diesem grossen schwarzen Vogel, der ihr bunicul ist, ihr Grossvater.

Zweimal im Monat, und Elena A. holt ihre Agenda aus der hellbraunen, schicken Tasche, um sich selbst zu vergewissern, zweimal im Monat oder öfter trifft sie Irina B., auch sie Pflegerin, im Coop Restaurant hinter dem Bahnhof auf einen Kaffee, nachmittags, 15 bis 17 Uhr. Dann sprechen die beiden so schnell, als müssten sie die Zeit überholen, um Zeit zu gewinnen. Irina berichtet von ihrem Rentner, der nun Darmkrebs hat und endgültig am Sterben ist, dann muss du dich bald nach einem anderen Pflegefall umsehen, sagt Elena dazu, obschon Irina ja am Liebsten in einem Altersheim arbeiten würde, mit geregelten Arbeitszeiten und einem Zmittag, weisst du, den man nicht selber kochen muss, aber leicht ist es nicht, wirft Elena ein, du bist 58, Polin, und hast kein einziges Zertifikat, und dann erzählt Elena A. von ihrem Sohn, der jetzt in Bukarest sein Studium beginnt, Ingenieur will er werden, oh, sagt Irina bewundernd, und Elena schiebt nach, dass es am Geld nicht liegen soll, denn deswegen, auch deshalb, bin ich ja hier in Biel. (3800 Franken bekommt Elena A. im Monat, minus 990 Franken für Kost und Logis, minus 220 Franken Reisekosten, macht aufs Jahr gesehen, abzüglich der Wochen, die sie in Rumänien ohne Lohn verbringt, 1726 Franken pro Monat; der durchschnittliche Monatslohn in Rumänien liegt bei 450 Franken.) Und während sich die beiden Frauen ständig ins Wort fallen, behält Elena A. ihr Telefon in der Hand, für den Fall, dass Frau K. anruft. Als sie vorige Weihnachten für einige Tage nach Hause flog, hatte sie dieses dumpfe Gefühl, sie dürfte eigentlich nicht in Bukarest, sondern müsste in Biel sein.

In Biel, zwei Jahre schon, wo Elenas Welt in etwa besteht aus: Frau K. (81, dement), Therese K. (52, eher distanziert), einer Nachbarin vom «Grüezi»-Sagen (sympathisch), Irina B. (58, Polin, irgendwie Freundin), dem Bahnhof, dem grossen Coop dahinter, ein paar Geschäften im Quartier, einem Mann am Kiosk (sympathisch), der Kirche, dem Hundemätteli am See. Dagegen kennt sie jeden Winkel der Wohnung von Frau K., auch die winzigen. Am liebsten steht sie in der Küche am Fenster zur Strasse hin, sieht den Menschen zu, den Autos und dem Wetter. Letzthin fiel ihr auf, dass alte Männer in kurzen Schritten gehen, so, als hätten sie etwas zu verbergen, und sie dachte an Breda.

Hat Elena A. Heimweh, kommt ihr in den Sinn, dass sie zu Hause jemand war. Hier aber ist sie unsichtbar.

Inzwischen schläft Frau K. die Tage durch. Was noch in ihrem Kopf ist, macht sich nachts auf die Pirsch, manchmal verbreitet es Grauen, ein andermal macht es sich einen Spass aus allem und nichts. Dann lächle Frau K. selig vor sich hin und streichle sich mit der Hand ihren Hals, sagt Elena A. Wie gebrechlich sie in solchen Momenten doch sei, und nah dem Tod.

Ob Frau K. ihr fehlen wird?

Sie tue ihre Arbeit gern. Dienen sei ja nichts Verwerfliches, es habe mehr von: jemandem die Hand reichen, sich anerbieten.

Als Therese K. vor ein paar Wochen die 53-jährige Rumänin auf die Seite nahm und sie fragte, ob sie die Nächte im Zimmer ihrer Mutter schlafen könne – es soll doch niemand in Angst und allein sterben müssen, nicht wahr? –, da wurde es Elena A. eng.

Wie über Vertreibung reden? Auch Sultan H., Journalist aus Kabul und seit 2016 auf der Flucht, würde vom Kummer eines Heimatlosen berichten, sagt er. Doch er würde auch davon erzählen, dass er Spaghetti mag. Dass er als Junge eine Plastikkamera fand und den Reporter mimte. Und dass er die Flucht manchmal als Abenteuer erlebte und zugleich Scham empfand, wenn er an seine Familie dachte, an seine Kinder, die so weit weg sind, immer noch. Dass er von diesem Europa träumte und, auch das, immer öfter daran dachte, seinem Leben ein Ende zu setzen. Eine Geschichte wäre dies, sagt Sultan H., die nicht darauf aus ist, Widersprüche, Brüche und Kratzer der Wirklichkeit auszubügeln. Sondern eine, die sagt, wie das ist: ein Leben als Mensch, der vertrieben wurde.

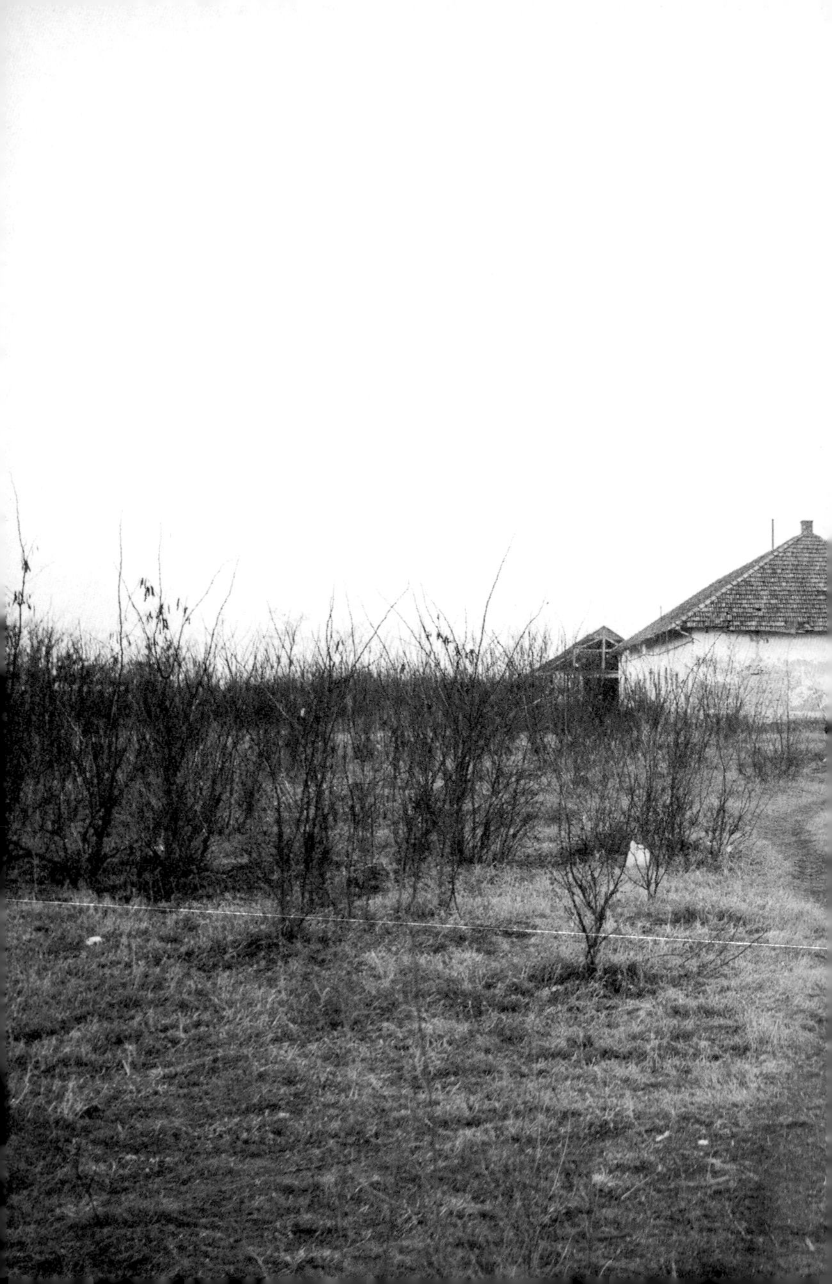

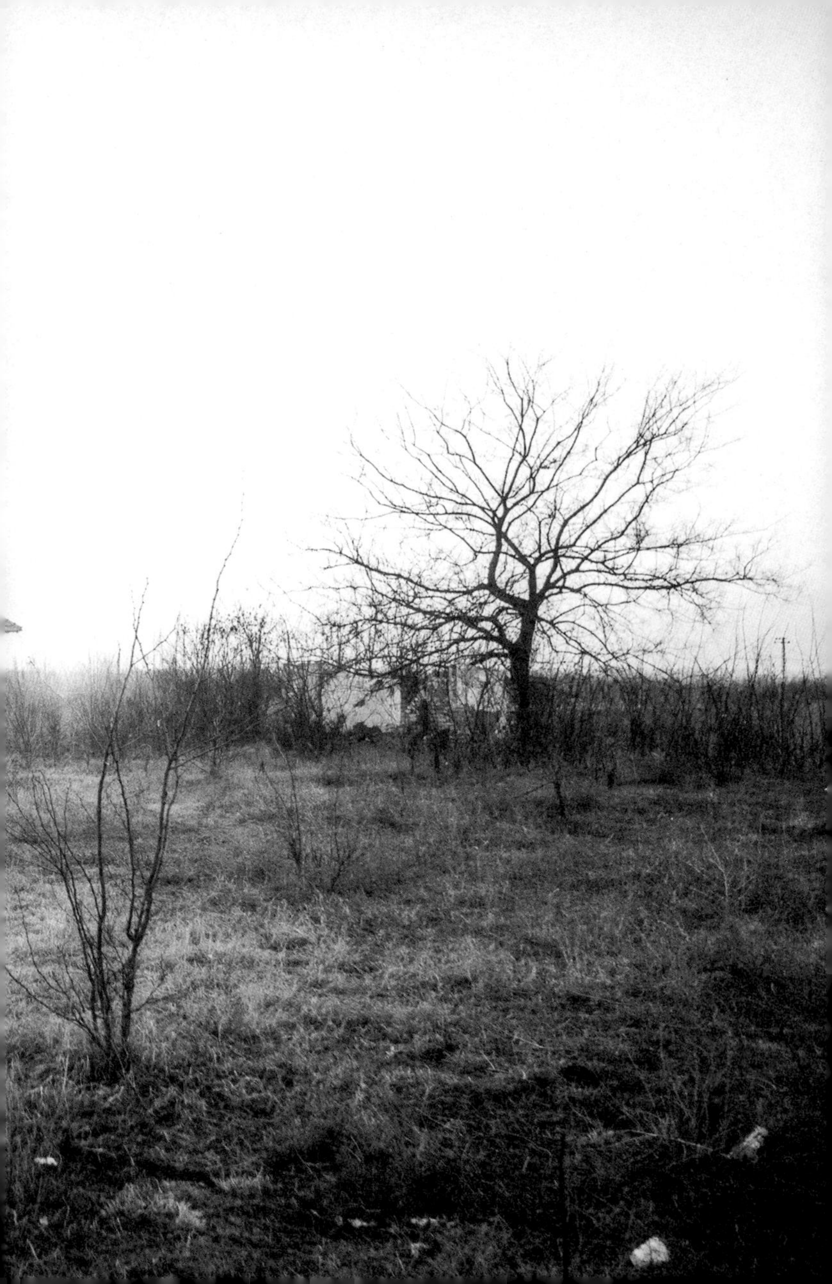

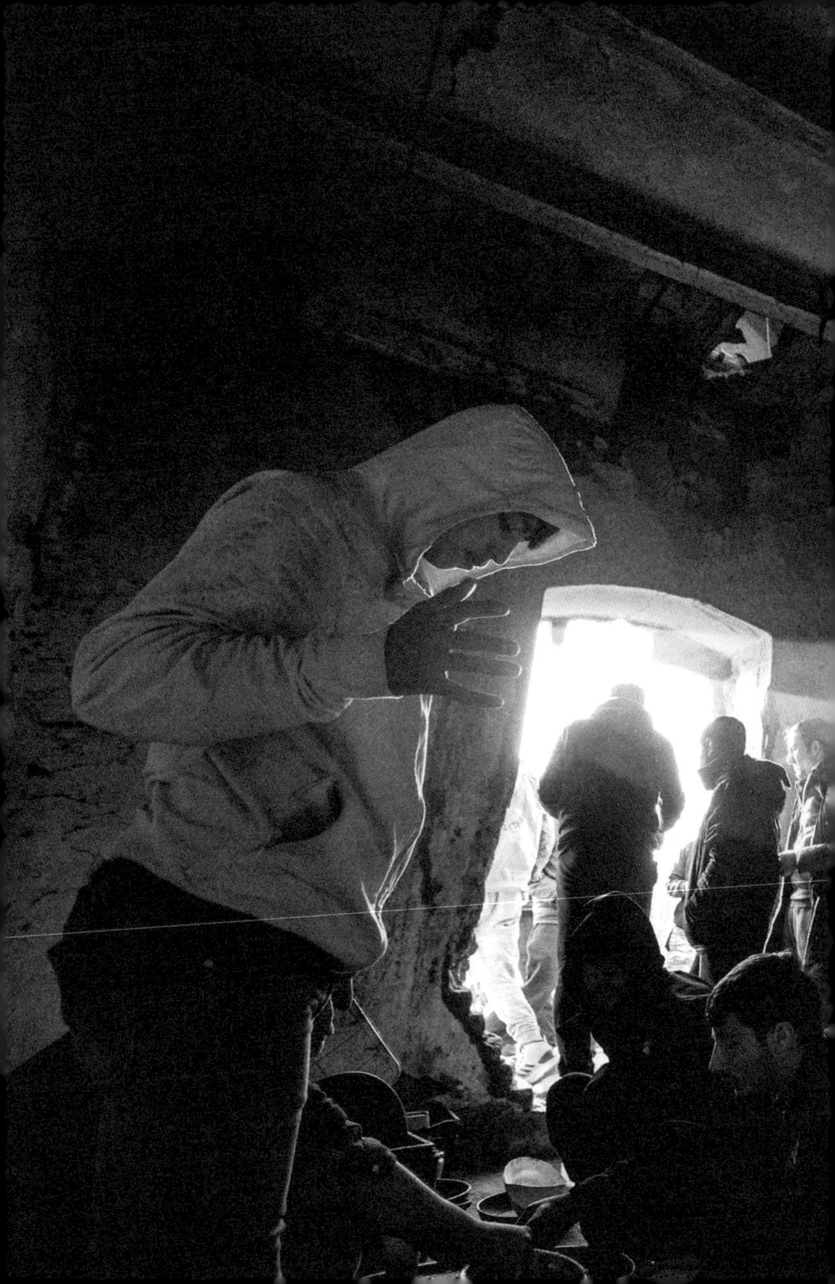

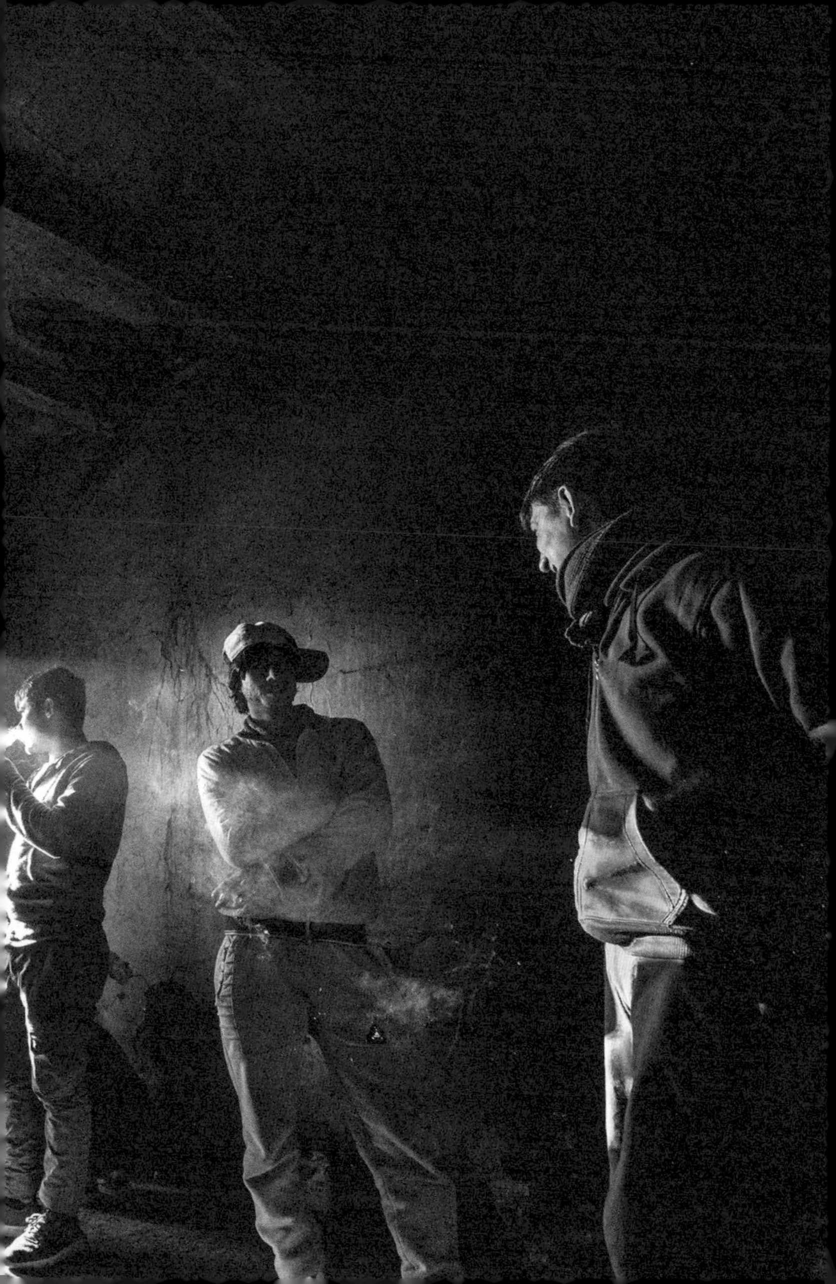

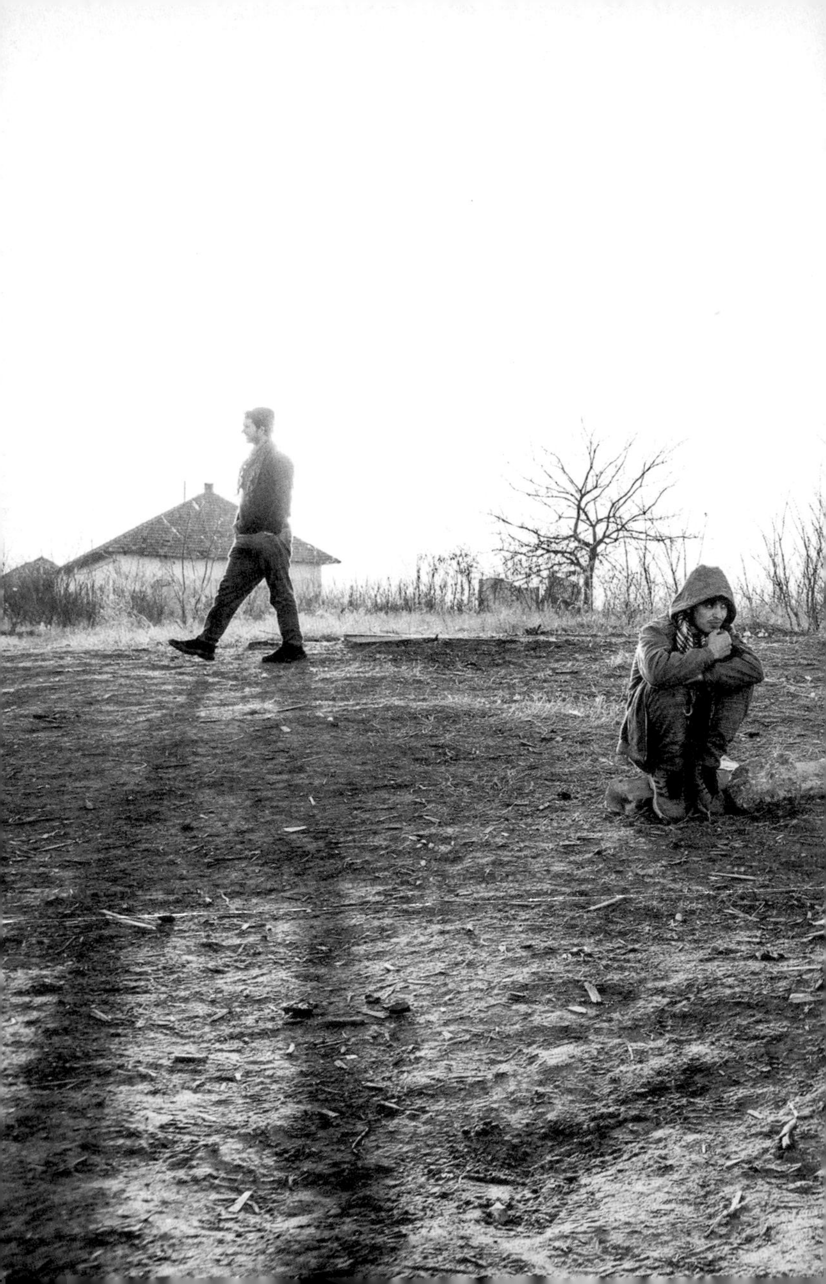

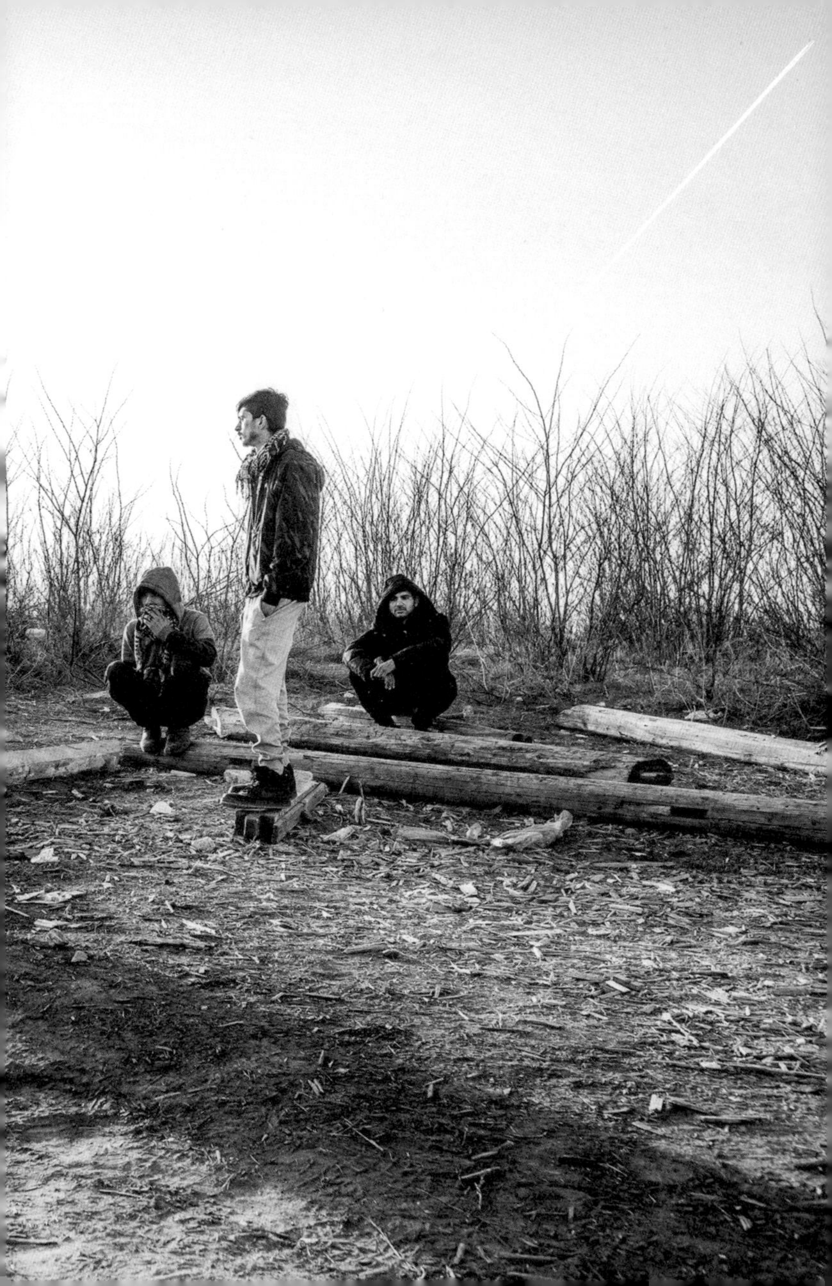

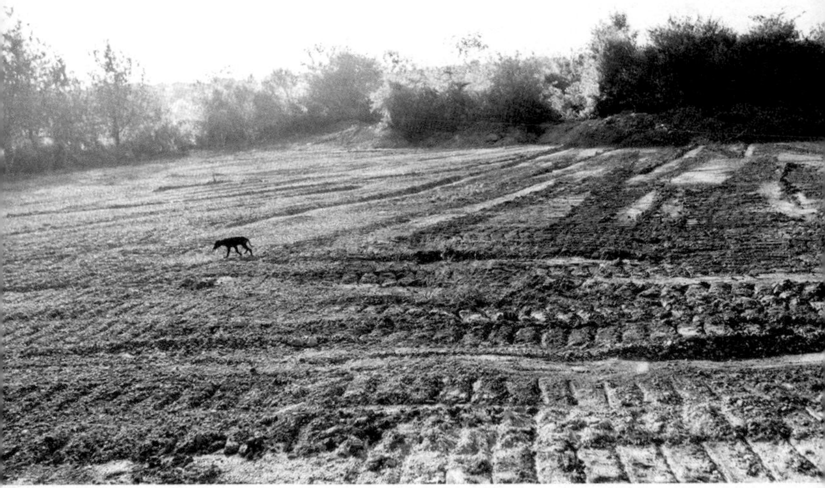

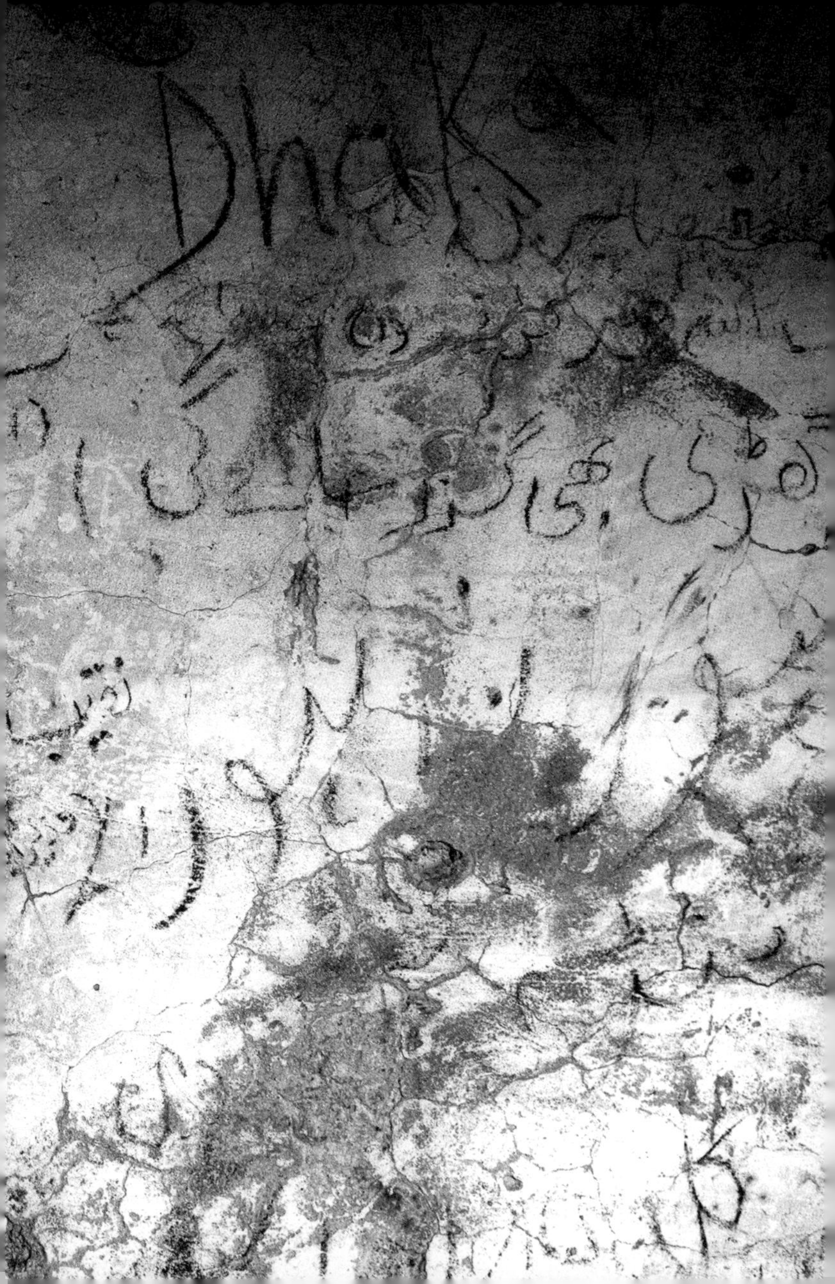

Und immer wieder spürten die Polizisten ihn bei seinem Versuch auf, über die Grenze nach Ungarn zu gelangen. Machten sein Handy kaputt. Drückten sein Gesicht in den Matsch. Verdrehten ihm die Arme, verletzten seine Beine. Stopften seinen Mund mit faulem Obst, liessen ihn halb nackt im Kreis laufen, fassten ihm zwischen die Beine, grölten und spuckten – und schickten ihn wieder nach Serbien zurück.

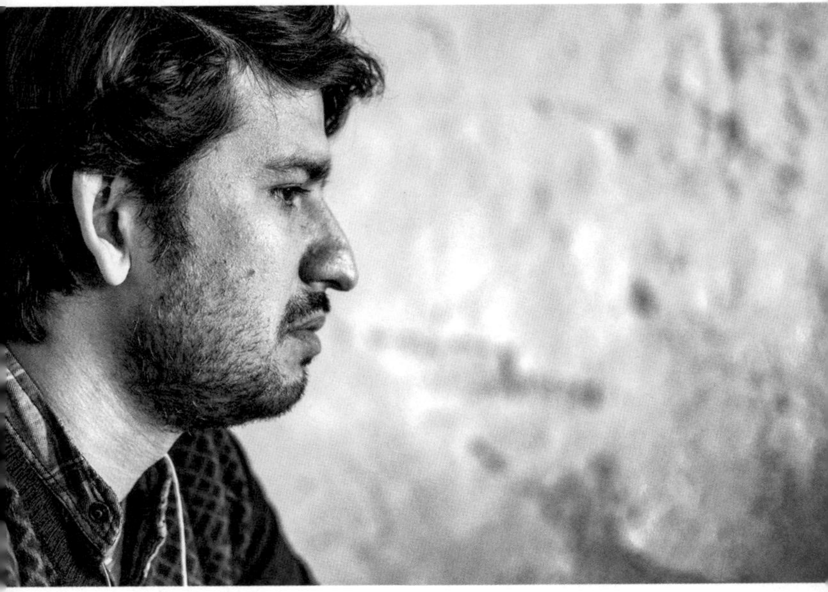

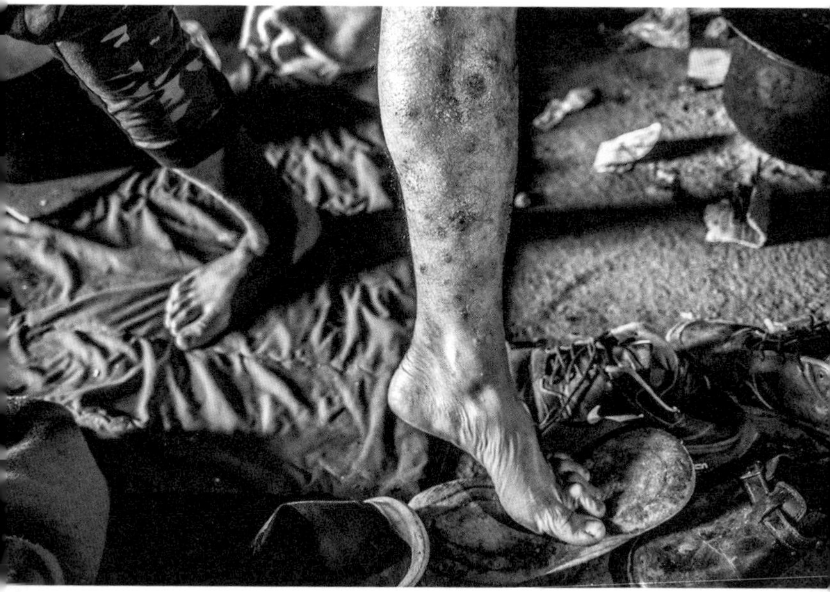

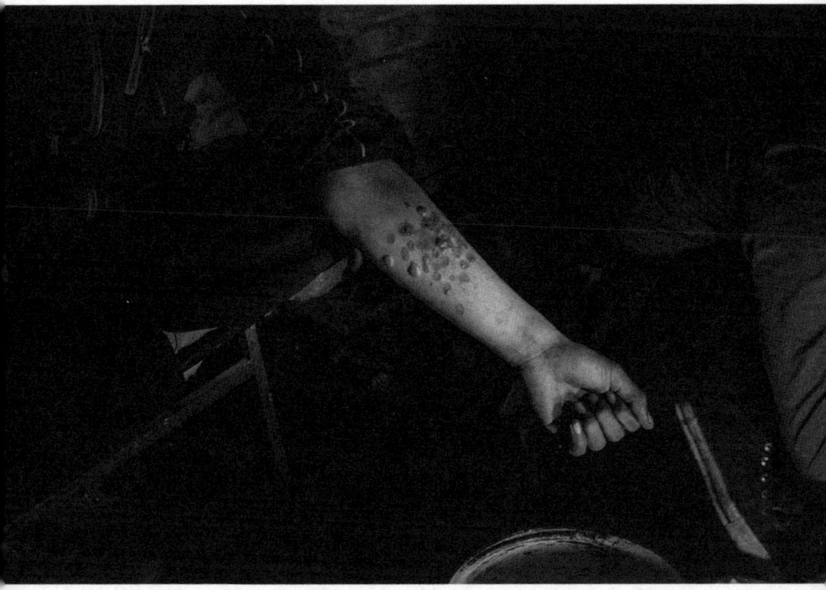

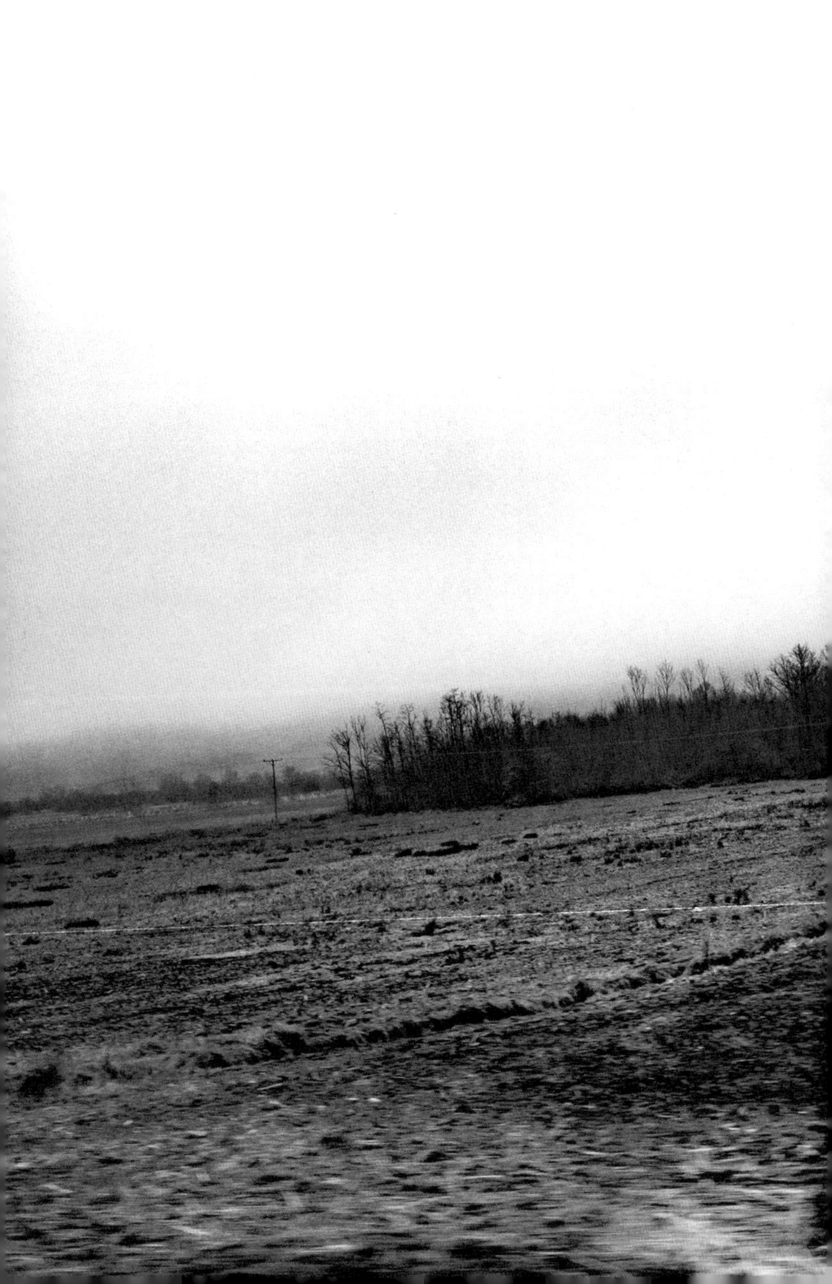

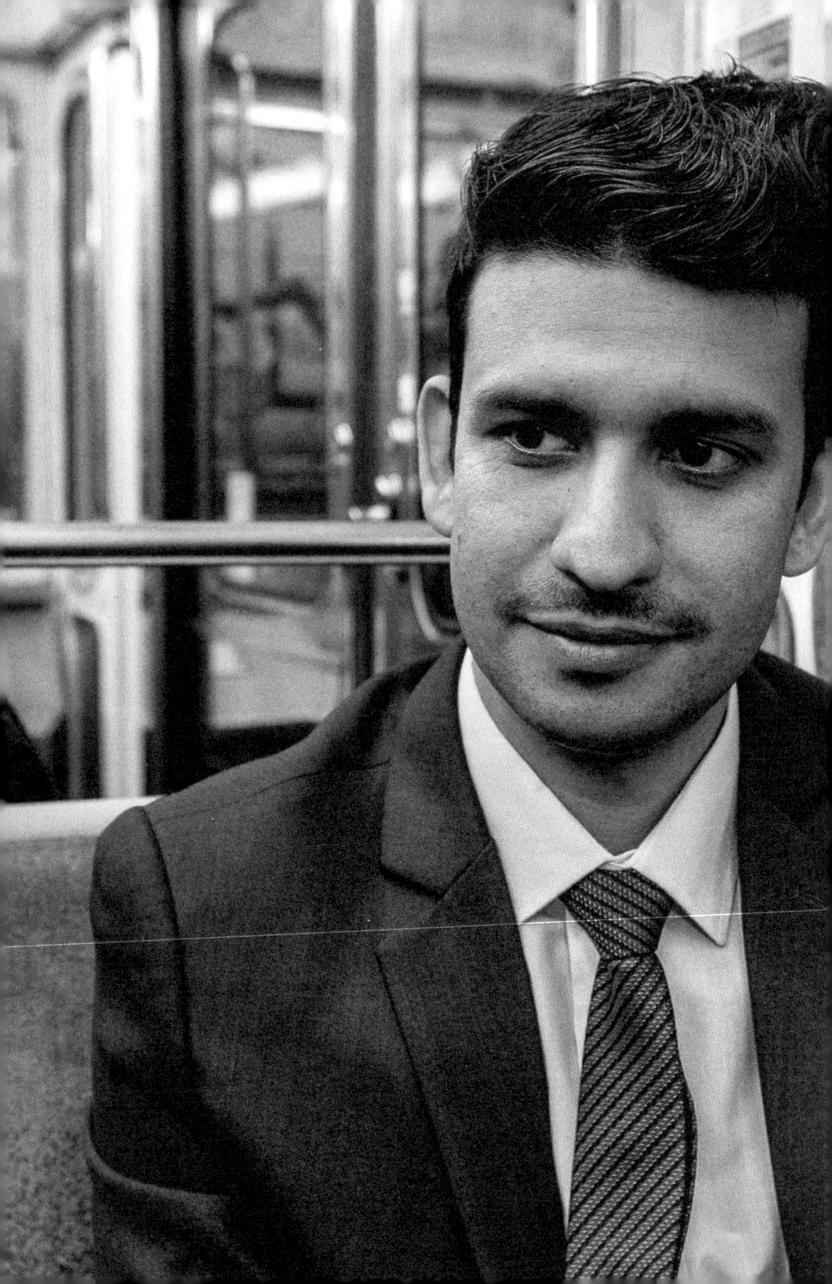

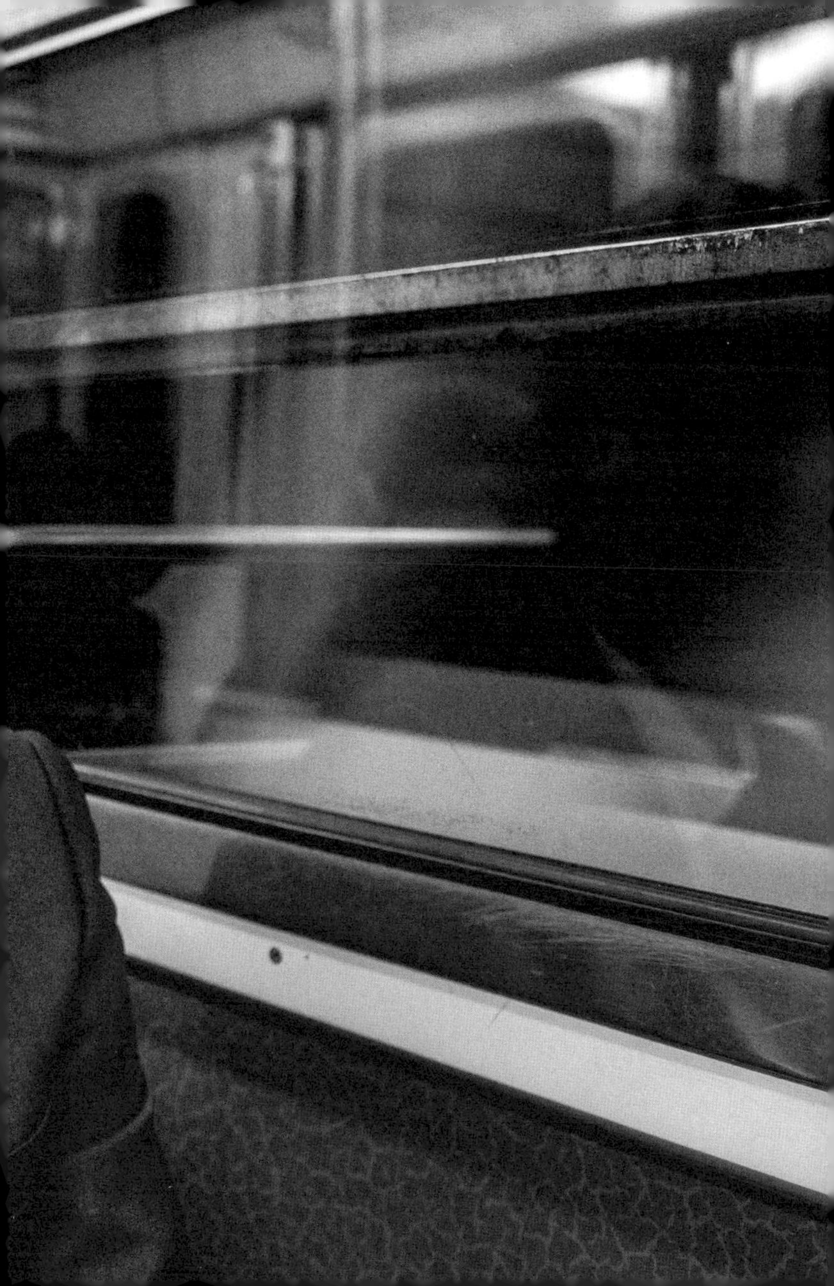

Irgendwann, Sultan weiss noch den Tag, die Uhrzeit, er erinnert sich an den Wind und die Wolken über den Feldern, schaffte er es doch noch: Kabul, quer durch den Balkan, Paris, und nun Basel. Angekommen nach 1200 Tagen. Angekommen? Er fühlt sich fremd in dieser Fremde. Es gibt Menschen, sagt Sultan, die kennen kein Heimweh, sie glauben: «Unsere Heimat ist da, wo wir gerne gesehen werden.» Doch was, wenn niemand sie willkommen heisst?

Schlimmer als die Schläge ist das Schweigen darüber. Sagt Frau P., die seit Jahren von ihrem Mann malträtiert wird.

Dumm wie Brot sei sie, so dumm. Weil sie vergessen hat, Gurken zu kaufen. Dabei hat sie den ganzen Tag daran gedacht, es auf einen Zettel geschrieben: Gurken, zweimal unterstrichen. Manchmal vergisst sie auch den Curry, was ihn besonders aufregt. Denn der Mann kocht gern Thai für sich und seine Freunde. Oder sie lässt eine Pfanne liegen. Putzt die Ablage nicht blitzblank, summt beim Surfen im Internet, blättert zu laut in einem Magazin, schminkt sich. Dann sagt er: «Machst jetzt auf Nutte, du Kuh?» Oder vielleicht auch: «Schatz, du gefällst mir.» So richtig weiss sie das nie.

«Wann, Frau P., würden Sie Ihren Mann verlassen?»

«Wenn er mein Kind prügelt. Oder mich umbringen will.»

Frau P., 34, Einzelkind aus gutem Hause, wohnhaft in Bern, Buchhalterin, verheiratet und Mutter eines dreijährigen Sohnes, treffe ich an zwei Tagen für je eine Stunde. Der Mann weiss nichts davon, sie will anonym bleiben, ich soll auch ihr Alter ändern und den Beruf. «Nicht mal wegen ihm. Ich komme mir selber so dumm vor.» Beim ersten Treffen erzählte sie lang und breit, wie sie L., 41, Angestellter bei einem Discounter, kennenlernte, an einem Konzert der Patent Ochsner war das. Und wie sie hin und weg war, verliebt, verlobt, verheiratet. «Was für ein Glück ich doch hatte, mit dreissig: so ein Schöner, so ein Starker.»

Als wir uns Tage später wiedersehen, sagt Frau P.: «Vielleicht stelle ich alles zu rosig dar.»

Allzu viele gab es vor L. nicht. Mit zwanzig hatte Frau P. eine Affäre mit einem älteren Mann, der wollte nur Sex, ein paar Jahre später war sie mit einem Geschäftsmann aus Zürich zusammen, der war verheiratet und Vater von zwei Kindern, dann lebte sie zehn Jahre als Single, bevor sie L. traf. Und zum ersten Mal an Kinder dachte. «Ich wollte alles richtig machen, wollte die perfekte Ehe. Nie hätte ich gedacht, dass mir so etwas passiert.»

Beim Umzug in die gemeinsame Wohnung am 12. März vor fünf Jahren, es war gegen Mittag, am Radio liefen die Nachrichten, irgendetwas über Juden, da sei ihr ein Sechser-Set Teller auf den Boden gefallen. Damals habe der Mann es zum ersten Mal gesagt, verächtlich und wie nebenbei: «Du bist so dumm wie Brot.»

Noch am selben Abend entschuldigte er sich, bei einem Glas Wein, und alles war gut. Eine schöne Nacht sei das gewesen, sagt Frau P.

Zwei Wochen später zog er sie an den Haaren.

Dann kam die erste Ohrfeige und eine Anklage, die er bis heute an sie richtet, laut und wimmernd: «Du engst mich ein, du nimmst mir alle Luft.»

«Vielleicht hat er ja recht», sagt Frau P.

Der Gedanke, dass es an ihr liegen könnte, kam ihr bei einem Gespräch mit ihrer Freundin, die ihr ungläubig zuhörte, manchmal den Kopf schüttelte und irgendwann fragte: «Provozierst du ihn?» Aufgestanden sei sie und weggerannt, mit Tränen in den Augen und tausend Fragen im Kopf: Gehe ich zu wenig auf ihn ein?

Bin ich zu bequem?

Zu laut?

Zu dumm?

Höre ich nicht zu, denke ich bloss an mich?

Verlange ich zu viel von ihm?

«Bin ich dir zu dick?», fragte sie den Mann einmal, als sie sich vor dem Spiegel für ein Abendessen mit seinen Freunden zurechtmachte. Aber er lachte bloss.

Mit jeder neuen Frage, sagt Frau P. heute, habe sie alle Schuld auf sich geladen, ein grosses, schweres Kreuz. Als sei allein sie dafür verantwortlich – ihr Tun, ihr Lassen, ihr Aussehen –, dass der Mann lärmt und schlägt.

«Vielleicht wollte ich auch nur die Kontrolle behalten. Um mich nicht fragen zu müssen: Warum lässt du das mit dir machen? Um das Gefühl zu haben, das nächste Mal werde ich es verhindern können, wenn ich mich nur anders verhalte.»

Zu jenem Zeitpunkt – nach zwei Jahren Ehe – hatte Frau P. bereits einen Nasenbruch, Blutergüsse an beiden Armen, einen verrenkten Halswirbel, Würgespuren, eine Bisswunde auf der Brust, ein halbes Dutzend Gehirnerschütterungen, und der Mann sagte immer öfter «Schlampe» zu ihr oder «du dummes Stück Scheisse», und Frau P. wurde stiller und stummer.

Kaum war die Wut aus ihm raus, fragte er sie: «Liebst du mich?»

Das war die Zeit, da Frau P. sich einzureden begann, dass nur eine Liebe, die schmerzt, eine wahrhaftige Liebe sein kann. Und dass sie dem Mann wenigstens nicht gleichgültig ist. Dass er sie ja braucht, dass seine Ausbrüche vielleicht nur Schreie sind nach Aufmerksamkeit: Schau mich an, hör mir zu, kümmere dich, begehre mich, sei mein.

Aufbrausend sei der Mann schon immer gewesen, sagt Frau P., das erzähle auch seine Mutter, die ihn allein aufgezogen hat. Und ein wenig arrogant, einer, der andere runtermache und sich gut fühle dabei. Aber auch liebevoll, witzig und nicht auf den Kopf gefallen. Und leidenschaftlich sei er, das ganz besonders. «Nach aussen geben wir ein tolles Paar ab. Es ist ja nicht so, dass er jeden Tag ausflippt. Manchmal vergehen Zeiten, da sind wir unbeschwert, sorglos, beinahe verträumt. Dann denke ich: Er ist meine grosse Liebe. Und: Vielleicht hört das alles ja irgendwann auf.»

Einmal hat sie sich ihrer Mutter anvertraut, das war vor ein paar Monaten. Damals kam der Mann entnervt von der Arbeit, Frau P. stellte wieder einmal die falsche Frage, er packte sie, «du fette Sau, du», drückte sie gegen den Türrahmen, er riss ihr die Jeans runter, da schlug sie ihm mit der flachen Hand ins Gesicht, zweimal, dreimal, er liess verdattert von ihr ab und winselte und weinte wie ein kleines Kind. «Hätte ich mich denn nicht wehren sollen, war das falsch?», fragte Frau P. ihre Mutter. «Och nein», hatte diese erwidert, doch was sie wirklich meinte, da ist sich Frau P. ganz sicher, war: Schau, es braucht eben doch immer zwei! Genau das habe sie früher auch immer gesagt, wenn die Hubers über ihnen Streit hatten, wenn der Mann die Türe zuknallte und seine Frau ganz fürchterlich schrie, während er sie mit Fäusten und Füssen traktierte. Einmal habe die Mutter auch gesagt: «So sind Männer halt, wenn sie unter Druck sind», und ihr dabei zugezwinkert.

Heute redet Frau P. mit niemandem mehr über die Gewalt in ihren vier Wänden. Manchmal, sagt sie, sei das Unverständnis, das Schweigen über den Schlag fast schlimmer als der Schlag.

Sie schreibt Tagebuch, sie tut sich Gutes, indem sie gut von sich denkt. Geht durch den Wald, hört den Bäumen zu, sie läuft den Schatten voraus, summt Lieder und sammelt Blümchen. Und sie notiert alles Mögliche auf Zetteln, um ja nichts zu vergessen, um dem Mann keinen Anlass zu geben. Die Gurken, der Curry.

Als er ihr unlängst wieder einmal die Nase gebrochen hatte, dachte sie an die Polizei, die Ungewissheit aber war zu gross: Müsste ich dann gegen ihn aussagen? Hätte ich genügend Beweise? Würde der Mann angeklagt, käme er ins Gefängnis? Will ich das, für mein Kind, für mich? Und habe ich nicht selbst auch zugeschlagen, ihn angeschrien, ins Gesicht gespuckt? Sie könnte das Frauenhaus anrufen, auch das hat sich Frau P. überlegt. Doch dann müsste sie ihr Zuhause verlassen, dieses Nest, das sie doch gebaut hat für ihre kleine Familie, für ihren Sohn und den Mann. «Ich kann das nicht. Ich müsste mir endgültig eingestehen, versagt zu haben.»

Während Corona war der Mann fast immer zu Hause, zuerst im Homeoffice, dann hatte er Kurzarbeit. «Schaffen wir das?», hatte Frau P. ihn gefragt. Und er hatte geantwortet: «Aber sicher doch, mein Schatz, nun haben wir Zeit, für uns, die Familie, wir nehmen es endlich gemütlich.» In dieser Zeit, sagt Frau P., habe er nur einmal zugeschlagen, eine

Ohrfeige und ein Tritt in den Bauch, während sie auf dem Boden sass, in einem Modeheft blätterte. Um Verzeihung habe er gebettelt, wie jedes Mal danach, er habe fürchterlich geweint, sie habe ihn gestreichelt, und er habe sie gefragt: «Soll ich in eine Therapie?» «Ich weiss nicht recht», hatte Frau P. ihm geantwortet. Sie fürchtet sich davor, was alles hochkommen könnte, vielleicht noch Schlimmeres. Und jetzt sei es doch gut so, irgendwie. Sie würden viel reden, er würde kochen, mit dem Sohnemann spielen.

«Kann ein Schläger ein guter Vater sein, Frau P.?»

«Wenn er dem Kind nur ein einziges Haar krümmt, bin ich weg. Das weiss der Mann, das riskiert er nicht. Wenigstens da habe ich ihn in der Hand.»

Bis jetzt bekommt ihr Sohn von all dem kaum etwas mit, glaubt Frau P. Er sei fröhlich und der Vater umsichtig. Wenn aber der Kleine heranwächst und die Streitereien anhielten, werde sie die Konsequenzen ziehen. Und gehen. Vielleicht.

Hoffnung werde sie bis zuletzt haben, was sonst? Und Angst, sagt Frau P. Nicht so sehr vor den Schlägen. Sondern davor, dass am Ende nichts mehr von ihr übrigbleibt. Schon der Vater hatte ständig zu ihr gesagt, wohl im Scherz: Du dummes, dummes Dickerchen. «Wenn ein geliebter Mensch Ihnen so oft sagt, wie blöde Sie sind, wenn er Sie demütigt, herabsetzt, Sie niederdrückt, sind Sie dann noch liebenswert? Sind Sie dann überhaupt noch etwas wert?»

Nicht die Frage, wann sie den Mann verlassen wird, treibt Frau P. um. Es gibt eine andere, die sie viel mehr fürchtet. Und von der sie hofft, dass niemand sie je wird stellen müssen, am wenigsten sie selbst: «Warum bist du geblieben?»

Fast ein Mord

Teil I

Lea T. hört Stimmen, die eine ist laut und energisch, die andere beschwichtigend. Sie selbst hält sich am liebsten aus allem raus. Doch seit der Sache mit ihrem Kind ist das schwierig.

«Du kennst meine Schmach,
meine Schande und Scham.»
Aus den Psalmen

Sie war als Mädchen ganz wild darauf, hinter die Spiegel zu blicken. Wer weiss, vielleicht ist dort alles anders, dachte sie. Was nach aussen ragt, ihre Nase zum Beispiel, die Hand, die sich zu einer Faust ballt, ist eigentlich eine Delle oder ein Loch, und die Farben sind das Gegenteil ihrer selbst, Weiss ist Schwarz, und Grün und Rot und Blau sind Grau, die Mutter ist fürsorglich und die Schwester ihre beste Freundin, und der Wind, der über die Felder weht, ist in Wahrheit eine alte Eisenbahn. Natürlich fürchtete sie sich davor, dass hinter den Spiegeln nichts ist, eine Leere oder bloss diese Wand. Sie nahm sich vor, es nicht herauszufinden.

Sie heisst Lea, Leonie und Lisa und ist schizophren.

Wenn Lea von ihrer Krankheit erzählt, klingt es, als hätte sie eine dieser Selbsthilfegruppen besucht. Als erstes will sie ein Missverständnis aus dem Weg räumen, angeblich ein weit verbreitetes. «Ich bin nicht mal die und mal eine andere, ich trage keine zwei Persönlichkeiten in mir. Ich bin ich. Wie Sie Sie sind.» Das mit den Stimmen im Kopf sei etwas ganz anderes, eher wie ein Selbstgespräch, bei dem man sich Pro und Kontra durch den Kopf gehen lasse. Nur viel heftiger und ohne Leas Kontrolle.

Den beiden Stimmen, die am meisten von sich hören lassen, hat Lea Namen gegeben, sie heissen Leonie und Lisa.

Sie kennen einander und wissen auch, dass Lea sie kennt, obschon manchmal die eine offenbar so tut, als wisse sie nichts von der anderen oder umgekehrt. Sowieso liegen sie permanent im Streit miteinander, sind nie einer Meinung. Deshalb denkt Lea, sie müsse sich auf die eine oder andere Seite schlagen, doppelt so laut schreien oder einfach wiederholen, was erst die eine Stimme sagte und dann die andere: Jetzt hör aber auf, die Katze zu würgen, hör auf, die Katze zu würgen, aber ich würge sie doch nicht, würge sie nicht, ich habe sie gar nicht angefasst, nicht angefasst, mir graut vor ihrem Fell, mir graut davor, du erstickst sie, Lea, zum Teufel nochmal, Herrgott, ich ersticke sie.

«Nun wissen Sie, wie das ist mit diesen Stimmen. Mir brauchen Sie nichts zu sagen, ich weiss selber, wie bescheuert das alles klingt. Total plemplem.»

Eigentlich möchte Lea mit dem ganzen Stimmengewirr nichts zu tun haben und diesem Zwist, Widerhall und Widerspruch für immer entkommen. Doch sie kann nicht. Sie steckt mittendrin.

Lea erzählt: «Ich war fünfzehn, lief von der Schule nach Hause, da hörte ich meinen Namen rufen. Ich drehte mich um. Niemand da. Ich schaute nach links und nach rechts, keiner weit und breit. Kann passieren, dachte ich. Dann, zu Hause in unserer Küche, wieder mein Name, laut und deutlich, eine Mädchenstimme. Dazu ein leises Pfeifen im Ohr. Ich bekam es mit der Angst, ich rief: ‹Ist da wer?› Nichts. Alles war wieder still. Auch das Pfeifen war weg. Tage später, ich war in meinem Zimmer, hörte ich dieselbe Stimme wieder. Jetzt flüsterte sie: ‹Wo bist du, zeig dich, du kleiner Teufel!› Ich dachte als erstes an meine Mutter. Sie sprach oft vom Teufel und zitierte überhaupt viel aus der Bibel, denn sie war eine Gläubige. Ich rannte die Treppe hinunter durch die Wohnung, rief nach ihr. Sie war im Garten, eine Flasche Rotwein in der Hand. Um ihre Beine strich die Katze. Ich war beruhigt, redete mir ein, sie habe zu diesem Tier geredet. Was sie vielleicht auch tat, ich weiss es bis heute nicht. Jedenfalls kam die Stimme wieder, wann und warum, das begriff ich nicht. Ich kann mich erinnern, wie ich mit ihr zu sprechen begann. Ich versuchte, sie zu beschwichtigen. Denn sie war laut, hart und richtig böse. Zu einem Mädchen in meiner Klasse, es machte sich lustig über mich, sagte sie: ‹Du behinderte Sau, komm her, ich zerquetsche dich!› Und ich sagte zur Stimme: ‹Lass sie, sie meint es nicht so.› Da ging sie auf mich los, sagte ‹feige Ratte› zu mir und beschimpfte mich ganz fürchterlich. Ich verstummte. Doch je leiser ich wurde, desto mehr brüllte sie in meinem Kopf. Sie hörte gar nicht mehr auf. Bis eine andere Stimme sich meldete. Sie war leise, so wie ich. Sie hielt dagegen, aber blieb ruhig. Manchmal sagte sie auch: ‹Ist mir egal, geht mich nichts an.› Ich weiss noch, wie ich zu mir sagte: ‹Jetzt bin ich nicht mehr allein.› Ich nannte die Stimme Leonie, so hiess eine meiner ersten Puppen. Die andere nannte ich Lisa, wieso, das weiss ich nicht.»

Heute, bald 35 Jahre später, steht Lea Lisa näher als Leonie, von der sie manchmal sagt, sie sei eine Memme.

Dazwischen liegen bange Schuljahre, die Trennung der Eltern, zwei Suizidversuche, Tanzkurse, drei Katzen, Mutters Rotwein und Mutters Begräbnis, ein halbes Dutzend Männer, darunter ihr Ex-Ehemann, Tablettensucht, ein Autounfall, tausende Therapiestunden, psychiatrische Kliniken, der Bruch mit der Schwester, viel Geld, ein Haus und die Sache mit ihrem Kind.

Wenn sie daran zurückdenkt, an diese Sache mit dem Kind, sind die Stimmen besonders aufgebracht, sagt

Lea. Sie kann sie nicht abschalten, sie reden immer weiter, zum Verrücktwerden sei das. Weglaufen? Bringt nichts. Sie sind ihr auf den Fersen, sind immer da, wo auch sie ist. Manchmal taucht sie den Kopf unter Wasser, dann sind die Stimmen weg. Holt sie Luft, hört Lea sie von neuem schreien.

Lass, o Herr, Schwefel und Feuer regnen vom Himmel herab, und ich sah, / wie das Kind brannte und doch nicht verzehrt wurde.

Lea erzählt: «Als die Stimmen kamen, waren die Wahnvorstellungen schon da. Ich war zwölf und begann, alles Mögliche auf mich zu beziehen. Sahen in der Schule die anderen Mädchen zu mir herüber, vermutete ich eine Intrige. Schauten sie weg, genauso. Vergass Mutter mein Bett zu ordnen, war ich mir sicher: Jetzt will sie mich loswerden. Kam mein Vater mit einem besonders teuren Geschenk von einer Geschäftsreise heim, hatte er bestimmt etwas zu verbergen. Einfach nur Zuneigung, nein, sicher nicht. Das Gesicht des Lehrers war das eines Geheimagenten. Die schwarze Katze kreuzte absichtlich meinen Weg. Die belanglose Handbewegung meiner Freundin bedeutete Abweisung, war Prüfstein unserer jahrelangen Verbindung. Meine kleine Schwester streute mir Salz ins Essen, denn sie handelte im Auftrag einer Hexe. Und die Laterne vor dem Haus? Sie schien so hell, weil sie mir den Schlaf und meine Kräfte für die Schule rauben wollte. Den ganzen Tag musste ich mich schützen, um nicht unterzugehen. Reagierte ich unwirsch, waren die Menschen um mich herum erstaunt. Sie zuckten mit den Schultern, verdrehten die Augen, redeten hinter meinem Rücken. Was mich bloss in meiner Vorstellung bestätigte, sie hätten es alle auf mich abgesehen. So zog ich mich immer weiter in meine Welt zurück, wo sich Wände bogen, wo Häuser und

Bäume davonliefen und wo hinter den Spiegeln seltsame Gestalten hervortraten. Alles hatte entweder eine fürchterliche Fratze oder das Gesicht einer Elfe, dazwischen war nichts.»

Lea erzählt weiter: «Ich hatte eine Liste mit Menschen und Dingen, eingeteilt in Für und Wider. Beispiele:

Mein Zimmer: habe dort meine Ruhe, höre Musik, tanze, im Winter ist es wie eine Höhle – im Sommer zu heiss, der Ort, an dem ich weine.

Meine Mutter: kocht – trinkt den ganzen Tag, ist schwach, jammert, lallt, lässt sich aushalten, sagt Ja und Amen, hat andere Männer.

Mein Vater: ist fürsorglich, besitzt Geld – hat nie Zeit, betrügt meine Mutter.

Die Schwester: lacht, hat Fantasie, liest Bücher, mag Spiele, hasst Katzen – will nicht meine beste Freundin sein.

Mein Bruder: nervt nicht – sitzt immer am Computer, ist beschränkt.

Ich weiss, alles Quatsch. Doch das war mein Weg, mich in diesem Leben zurechtzufinden.»

Lea hat übrigens Jahrgang 1971, sie ist in Winterthur geboren, ging da zur Schule. Als sie mit Ende zwanzig einen italienischen Künstler heiratete, zog sie zu ihm nach Basel. Nach dem Tod ihrer Mutter, der Vater war bereits wieder in Deutschland, kehrte sie ins Elternhaus zurück, eine zweistöckige Villa, sieben Zimmer, Veranda, grosser Garten, Pool, zwei Garagen. Zum Aussehen: Lea ist grossgewachsen, sie trägt Schmuck um den Hals und an allen Fingern, sie hat weisses Haar, eine helle Haut, graublaue Augen, und wären ihre Gesichtszüge weich, sie wäre eine Unschuldige.

Über ihre Herkunft erzählt Lea unterschiedliche Versionen, eine geht so: «Mein Vater, geboren 1945 in Magdeburg, ist ein besonnener, strenger, gemachter Mann. Er hat sich hochgearbeitet und wurde reich. Er war oft auf Reisen und hat nach dem Tod meiner Mutter wieder geheiratet. Daneben leistete er sich Frauen. Die Mutter, zehn Jahre jünger, war gebildet und bildhübsch, hatte blondes Haar, helle, fast durchsichtige Haut. Doch sie war schwach, wie schwach sie doch war. Sie hat wie wahnsinnig Verse aus den Psalmen oder dem Hohelied Salomos zitiert, auch sturzbesoffen – wie diesen: *Denn es ist kein Mensch so gerecht auf Erden, dass er nur Gutes tue und nie sündige.* An ihr war nichts, das Freude verbreitete. Ein unglücklicher, erbärmlicher Mensch. Bei ihrem Begräbnis, ich schwöre, waren mehr Krähen da als Trauernde.»

Lisa hatte an diesem Tag einen wüsten Gedanken, daran erinnert sich Lea genau; sie erzählt: «Ich tat es meinem Vater gleich und warf eine Handvoll Sand über den Sarg. Da hörte ich ein dumpfes Geräusch. Und Lisas Stimme: ‹Hol sie dir, reiss ihr das Totenkleid von ihrem fleckigen Leib, friss sie auf mit Haut und Haar.› Ich fand das unheimlich, sie redete mit dem Teufel. Erst später, Mutter war schon ein Jahr unter der Erde, gefiel mir die Vorstellung, wie der Teufel sie hinunterwürgt und wieder ausspuckt und wie man ihre Überreste über den ganzen Friedhof verteilt findet, mit Spuren der Spucke des Leibhaftigen, man will es nicht glauben.»

Es war die Zeit, als Lea ein Kind unter ihrem Herzen trug, wie die verstorbene Mutter es vielleicht umschrieben hätte. Leben sollte in ihr Leben treten.

Da war Lea Ende zwanzig und frisch verheiratet, sie wurde bereits unzählige Male in Kliniken eingeliefert, nahm täglich Medikamente, fühlte sich wie in Watte, dachte wieder einmal daran, sich umzubringen. Sie wollte zurück ins Elternhaus nach Winterthur, sich in Sicherheit begeben. Ihr Mann willigte ein, er mochte den Luxus, legte sich als erstes nackt an den Pool, obschon Herbst war. Lea dagegen suchte nach der Katze, Mutters wichtigstes Spielzeug. Sie lockte sie mit frischem Fleisch. Später versuchte sie, das Tier zu erwürgen. Doch es entschlüpfte ihr, rannte davon und kam doch immer wieder. Lea bestreitet alles. «Ich hasste sie. Aber getan habe ich ihr nichts. Wie hätte ich es gekonnt, mir ekelt vor dem Fell.» Bis heute liege ihr Lisa damit in den Ohren, sagt Lea. Du hast die Katze fast ermordet, gellt die Stimme in ihrem Kopf. Mach dir nichts vor, hoffe nicht auf Vergebung! *Unser Gott kommt und schweiget nicht.* Und Leonie? Sie sagte kein Wort.

Zwei Jahre später, wieder im Herbst, wütete Lisa von neuem. Du wolltest es so, gib es zu, Bestie! Und Leonie warf dieses Mal ein: Du konntest doch nicht anders! Und: Das arme, arme Ding.

Mutters Katze war da bereits tot. Sie meinte Leas Kind.

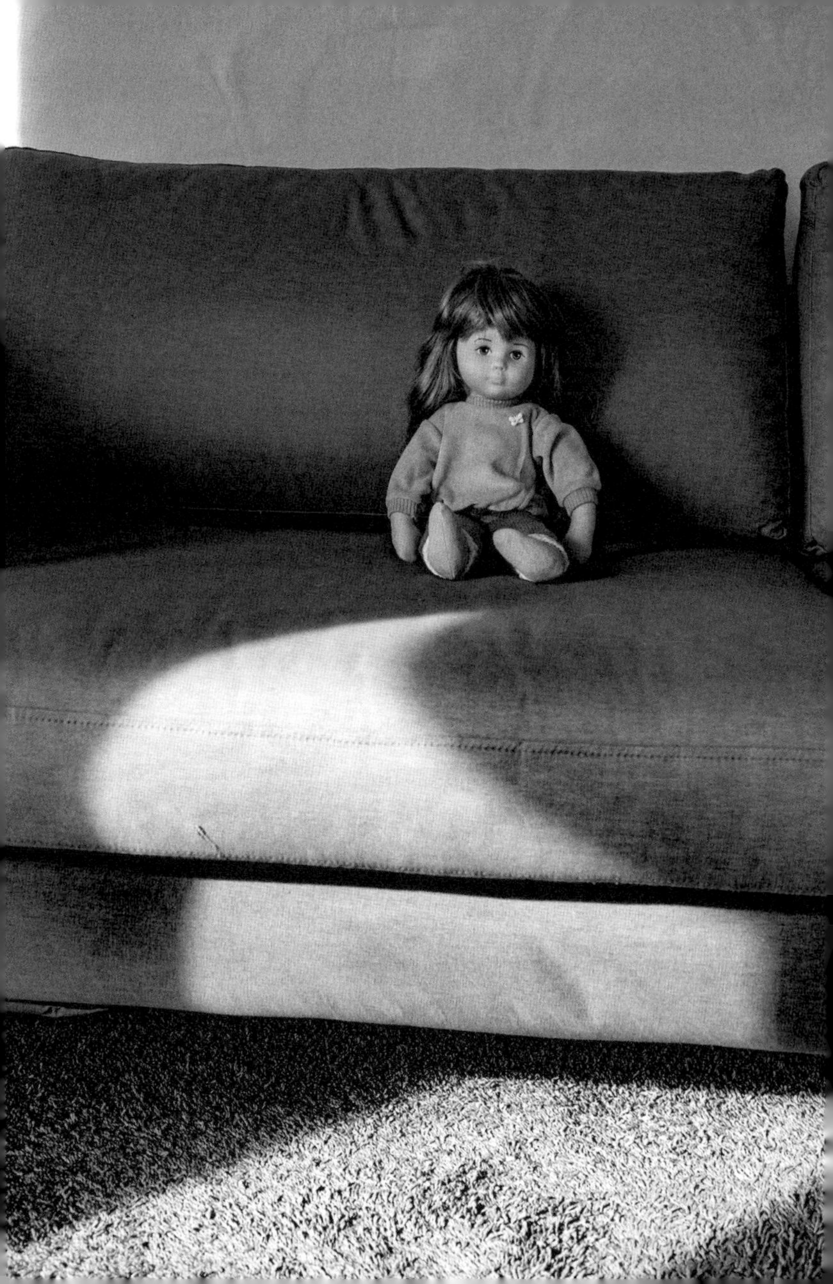

Sie war die Aussätzige,
Uneheliche, Unehrliche –
eine, mit der man nichts
zu tun haben wollte.
Und dann noch schwul.

Schön war sie, Silvia, mit ihrem kurzen dunklen Haar und den grossen braunen Augen, die ganze Nacht hatte sie diese Frau anschauen, sie mit den Augen streicheln müssen, während sie neben ihr schlief.

Als Silvia am nächsten Morgen aufwachte und sagte: «Wusste ich es doch, du bist eine Schwule», da war sie auf und davon.

Was für ein Schafseckel der Herrgott doch ist, nun hat auch er mich hintergangen, hatte sie geflucht. «Ich war der Aussatz, ich war das Letzte von allen, ich war unehelich, dumm, und jetzt auch das noch: schwul. Am liebsten wäre ich nach Sisikon und hätte mich von der Axenstrasse in den Urnersee geworfen, das hätte wenigstens keine Sauerei gegeben.»

Aber sie hatte ja nicht mal das Geld für den Bus.

Das war 1955 und Liva Tresch gerade einmal zweiundzwanzig Jahre alt, und was das eigentlich ist, das wusste sie nicht: schwul. Auch den Begriff «lesbisch» kannte sie nicht. Die anderen sagten, die sind ein Saupack, gruusig, abartig und krank. Auch Liva Tresch ging zum Pfarrer nach dieser einen Nacht mit Silvia, sie beichtete, sprach das Vater Unser, zeigte Reue um Gottes Willen, sie weinte und schämte sich ganz fürchterlich. Dann rief sie einen Psychiater an, er sollte sie wieder «normal» machen. Vierzig Franken pro Stunde wollte der Herr Doktor, 400 Stunden brauche er dafür. Nach ein paar Sitzungen meinte er, sie solle sich lieber ein für alle Mal damit abfinden.

Als Liva Tresch im selben Jahr den Schwulenclub «Blauer Himmel» im Zürcher Niederdorf besuchte, das heutige Restaurant Turm, und diese Männer erblickte, da dachte sie bei sich: Die können doch nicht schwul sein, so herzige Jungs sind das, immer schick angezogen, immer höflich und gepflegt. «Die haben dich nicht belästigt mit dummen Sprüchen oder dich angemacht wie die anderen Männer», erinnert sich Liva Tresch, «die schauten einem in die Augen, mit denen konnte man normal reden».

Das Männerbild der jungen Frau war geprägt von Erfahrungen einer Kindheit, die keine beschwingte war. Geboren 1933 in einem Fürsorgeheim in Hergiswil, ein Bauerndorf am Fusse des Pilatus, kannte Liva Tresch zeitlebens den eigenen Vater nicht. Die Mutter, eines von 18 Kindern, hochintelligent, schön und launisch, musste viel arbeiten für wenig Geld. So kam Liva Tresch schon ein Jahr nach ihrer Geburt nach Flüelen im Kanton Uri zu den Portmanns, einer Pflegefamilie. Der alte Portmann war ein Flegel, er soff, machte anderen Frauen den Hof und versprach der kleinen Liva 50 Rappen, wenn sie ihm zwischen die Beine fasste, fest zupackte, ihn rieb. Mit diesem Geld konnte sie das Bähnli von Flüelen nach Altdorf zu den Pfadfinderinnen nehmen, Flucht in eine Gemeinschaft, wo sie ein bisschen jemand war. Man nannte sie «Radio», so überdreht und laut war sie. Irgendwann erzählte sie ihrer liebsten Pfadifreundin von dem Geschäft mit den 50 Rappen, und Lisbethli sagte zu ihr: »Ätsch, dich fasse ich nie wieder an!»

Von da an ging Liva dem Portmann aus dem Weg.

Mit sechs Jahren kehrte Liva Tresch zu ihrer Mutter nach Gurtnellen im Kanton Uri zurück, sie hatte inzwischen den verwitweten Bauer Butzensepp geheiratet, sieben Kinder brachte der mit in die Ehe. Liva wurde eingeschult, sollte ordentlich erzogen werden. Nach aussen wurde der Schein gewahrt. Das Mädchen trug weisse Röckchen und eine Schleife im Haar («was habe ich diesen Haarbändel verflucht, alles Trug, eine verlogene Welt»), daheim aber teilte die Mutter, hoffnungslos überfordert, Schläge aus. Einer der

Söhne vom Butzensepp war immer hinter der kleinen Liva her, «figge, figge», rief er ihr zu, doch sie konnte ihm entwischen. «Dann ist er halt über die Hühner und Schafe, so war das auf diesen Höfen», sagt Liva Tresch. «Für mich waren alle Männer verdammte Hurenböcke.»

Als ihre Mutter sie einmal fast bewusstlos schlug, kehrte Liva, trostloses Kind, nach einem Jahr zu den Portmanns zurück. Dort wurde sie weder misshandelt noch musste sie Hunger haben. Sie schlief bei der Pflegemutter. Die Portmanns hatten getrennte Schlafzimmer, alle wussten, dass der Mann bei anderen Frauen war. Gleichwohl kam er immer wieder, des nachts, er riss die Türe auf, schrie «Dori, hopp!». Da ist die Pflegemutter auf und in sein Zimmer. Später kam sie mit verheulten Augen zurück ins Bett geschlichen.

Liva Tresch bewunderte ihre Pflegemutter, wie sie dieses düstere Leben meisterte neben einem Mann, der seine Finger nie bei sich lassen konnte.

Und sie mochte es, wenn Frau Portmann mit ihren weichen, warmen Händen ihr das Kleid am Rücken zuknöpfte. Oder sie mit dem Waschlappen einseifte. Berührungen waren rar. «Ich war die Uneheliche, die Unehrliche, eine Unreine, die man nicht anfasst.» Bei Zärtlichkeiten dachte sie an eine Mutter, liebevoll und nachsichtig, die sie nicht hatte.

So wurde der Körper der Frau für Liva Tresch zur Heimat.

Dabei wäre das Mädchen lieber ein Bub gewesen. Mit vierzehn betete sie zum Bruder Klaus, ein Wunder möge bitteschön geschehen und es wachse auch bei ihr so ein Ding zwischen den Beinen heraus. Den Buben konnte ja nichts passieren, die waren nicht Freiwild. Schon als Kind war Liva kräftig, sie konnte anpacken, prügelte sich mit Jungs, den Mädchen half sie beim Schulsacktragen. Röcke hasste sie, sie trug Hosen, auch später noch, aus Manchester, dazu dicke Pullover, Heilandsandalen, selbstgestrickte Wollsocken.

Vielleicht munkelte man auch deshalb, die Tresch, das sei doch eine Lesbe.

Dass sie homosexuell ist, war Liva Tresch damals – sie war sechzehn und wollte sich umbringen, Schluss machen – nicht klar. «Ich habe schwul gelebt, ohne es gewusst zu haben. Ich hatte keinen Begriff dafür, ich ahnte bloss: Da ist eine Sehnsucht nach Nähe in mir, die ich nur mit Frauen stillen konnte.» Mit Sexualität hatte das nichts zu tun, die machte bloss alles kaputt. Dachte Liva daran, hatte sie dieses grosse, harte, widerliche, violette Ding vom alten Portmann vor Augen.

Auch später wird Liva Tresch ihre Freundinnen streicheln und verwöhnen, ohne sich selbst hinzugeben. «Ich hatte in meinem Leben nur einen Orgasmus mit einer Frau, ich konnte mir gar nicht vorstellen, dass es meinen Freundinnen gefallen könnte, mich zu berühren.» Lust war für sie wie ein Appetit, den man stillt, prompt und ohne Aufheben. «Vor dem Ausgang machte ich mir es schnell selber, das dauerte keine zwei Minuten, tä-täm. Dann war Ruhe im Stall.»

Einmal, im Jahr 1951, fuhr Liva Tresch über Nacht ins Tessin, sie musste weg, wollte atmen, in Bellinzona fand sie einen Job als Dienstmädchen, in Giubiasco arbeitete sie in einer Fabrik, für 32 Rappen die Stunde, der Hunger schwellte ihren Bauch auf, ein Horror, sagt Liva Tresch heute. Trotzdem denkt sie gerne an diese Zeit zurück, die Leute waren gut zu ihr, eine Handvoll wenigstens, man sagte liebevoll matta, pero santa zu ihr, eine Verrückte, aber Heilige sei sie gewesen.

Jahre danach fand Liva Tresch in Zürich eine Stelle in einem Fotogeschäft, sie verbrachte viel Zeit in Schwulenbars und wurde bald zur Szenefotografin. Als eine der wenigen dokumentierte sie das Zürcher Milieu der Schwulen und Lesben in den 1960er- und 70er-Jahren. Sie fühlte sich wohl dort, sie gehörte dazu, tanzte, trank. Die Szene, ihre Ersatzfamilie. Mit einer Frau ins Bett mochte Liva Tresch zu jener Zeit nicht. «Jede machte mit jeder rum, sie gingen dir an die Brüste und wollten sofort mit dir in die Pfanne. In der einen Woche hiess es dann ‹Ich liebe dich›, in der Woche darauf ‹Ich hasse dich›, dann kam die nächste dran. Doch nie war von Respekt die Rede, das stiess mich ab.»

Vielleicht sei das halt so, sagt Liva Tresch: «Wenn man immer ausgegrenzt wird und einem alle einreden, wie gruusig man ist, verliert man am Ende den Respekt vor sich selbst.»

Meist waren die Bars gemischt, Männer und Frauen. Manche lebten ihre Homosexualität offen und selbstbewusst aus, andere wollten sich bedeckt halten. Sie waren verheiratet, mochten nicht ausgegrenzt oder angefeindet werden. «Der Blaue Himmel, die Älpli-Bar, das Musique, der Barfüsser: In den 1950er- und 60er-Jahren gab es eine richtige Szene in Zürich, es kamen auch Leute aller Gattung aus den benachbarten Ländern. Diese Bars waren der einzige Ort, wo man sich zeigen konnte, wie man wirklich war. Man kann sich das heute nicht mehr vorstellen. Aber damals kamen Homosexuelle in der Gesellschaft gar nicht vor. Es gab keinen Platz für uns, es durfte uns nicht geben. Wir waren unsichtbar.»

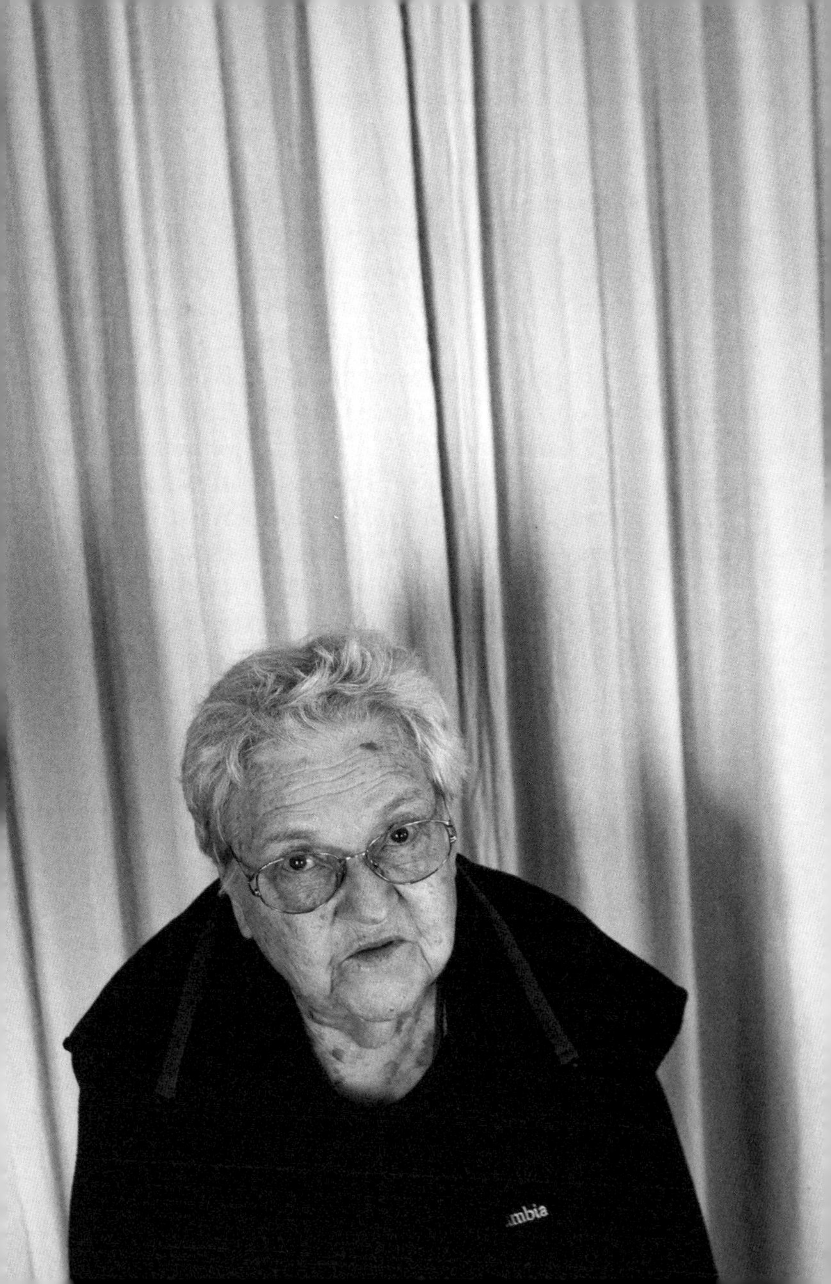

Besonders für Frauen war wenig Raum für Lebensformen abseits des bürgerlichen Ideals als Ehefrau und Mutter. Umso wichtiger war Verschwiegenheit, und die Fotografin Liva Tresch war verschwiegen. Manchmal kamen Herren auf sie zu, in feinen Anzügen, mit Schnauz und Hut, sie boten ihr viel Geld für Bilder, wohl, um die darauf Abgebildeten zu denunzieren. Oder es tauchte die Polizei auf, um das Homosexuellenregister mit Informationen aufzufüllen (dieses Register wurde erst 1978 abgeschafft). Geredet wurde aber auch in den eigenen Kreisen. Oft war nicht das gesellschaftliche Umfeld das Problem, der Feind hockte in der eigenen Szene. Missgunst, Eifersucht, der fehlende Respekt voreinander, das habe viel kaputtgemacht, erinnert sich Liva Tresch.

Von ihren Freundinnen waren einige politisch aktiv und gingen auf die Strasse, Liva Tresch aber wollte das nicht einleuchten: «Lesbischsein hat mit Politik nichts zu tun», fand sie damals. Lesbische Frauen organisierten sich in Zürich bereits Anfang der 1930er-Jahre, eine politische Bewegung gab es aber erst wieder ab 1970. In diese Zeit fällt auch die Gründung der Homosexuellen Frauengruppe in Zürich, die Liva Tresch miterlebt hat. «Mir waren diese Kreise zu abgehoben, zu elitär. Viel Gerede, wenig dahinter.» Heute sieht sie das anders. «Politische Prozesse brauchen Geduld, schliesslich kann man einem grünen Apfel am Baum auch nicht befehlen, ab heute bist du eine reife Berner Rose.» Das Engagement der lesbischen Frauen in den 1970er- und 1980er-Jahren habe viel zum Ausbau der Rechte von Homosexuellen beigetragen, wie sie heute im Gesetz verankert sind.

1968 eröffnete Liva Tresch zusammen mit Katrin in Zürich ein Fotogeschäft mit eigenem Labor. Sie hatte die Frau einige Jahre davor kennen und lieben gelernt. Die Beziehung hielt zwanzig Jahre, war voller kleiner Wunder und grosser

Freuden, dann verliess Katrin sie wegen einer anderen Frau. Sex wollte sie all die Jahre keinen, Liva akzeptierte das, aus Respekt und aus Liebe.

Die Jahre nach der Trennung waren hart. Heute haben sich die Frauen ausgesöhnt, sie trinken am Morgen gemeinsam Kaffee.

Als Katrin wegzog, richtete sich Liva Tresch in ihrer Wohnung ein Fotostudio ein und arbeitete weiter. Bis sie 1997, sie war 64, an einer Thrombose auf dem rechten Auge erkrankte und fast erblindete. Sie musste die Fotografie aufgeben und das Geschäft, verlor aufs Mal ihr Einkommen und den Mut. «Damals war ich noch einmal richtig tief unten. Der Fotoapparat war mir das Wichtigste.»

Fast ein ganzes Leben habe sie gebraucht, um zu sich selbst zu finden, sagt Liva Tresch. Um zu erkennen: Wer sich verleugnet, zerbricht daran. Das klingt schrecklich pathetisch, sie, die inzwischen Gelassene, weiss das. «Ich habe mich versöhnt mit mir, mich lieben gelernt. Und habe die Wut auf meine Widersacher verloren, von denen ich in meinem Leben genug hatte.» Zu oft ist sie, die sich mit einer Alpenrose vergleicht, für andere Abschaum gewesen. «Aber das ist vorbei. Ich bin nicht mehr Opfer, dieser Haufen Elend, den man beschützen und bemitleiden muss.» Dass sie wegen der Schmerzen kaum noch Schlaf findet, habe sein Gutes. «Ich verbringe meine Nächte mit brösmele, mit philosophieren über Gott und die Welt.» Vor dem Tod hat sie keine Angst, ach was, der kann kommen, sagt Liva Tresch, inzwischen neunzigjährig. Ihren Körper habe sie dem Anatomischen Institut in Zürich vermacht, ihre Seele lebe ohnehin weiter. Wie genau? «Das weiss ich doch nicht.»

An manchen Tagen fragt sich Liva Tresch, was sie in ihrem Leben geleistet hat und was sie noch bieten kann. «Meine Liebe, was sonst», sagt sie dann, leiser als üblich. Die Frau hält hohe Stücke auf ein authentisches Leben, eines, das auf Selbstachtung baut und darauf, nur das zu tun, was im Einklang steht mit den eigenen Überzeugungen und Gefühlen.

Berichtet Liva Tresch aus ihrem Leben, erzählt sie auch die Geschichte von Li und Vera, sie waren lange ein Vorbild: Beide waren ledig, sie lebten in einer gemeinsamen Wohnung, hatten Arbeit, die eine war Krankenschwester, die andere Büroangestellte, sie waren unabhängig, offen, selbstbewusst, hatten ihre Liebe gelebt, ganz so, als wäre es das Normalste auf der Welt.

Liva Tresch dachte oft: So müsste es doch sein.

Als ihr Li vor ein paar Jahren zufällig begegnete, nach dieser langen Zeit, auf der Strasse, hier im Quartier, da sprach sie davon, dass Vera sie verlassen habe wegen einer anderen Frau. Wie Katrin Liva verlassen hatte wegen einer anderen Frau, nach zwanzig Jahren und einfach so. «Li war traurig, sie war ein gebrochener Mensch», sagt Liva Tresch und rückt den Feldstecher auf ihrem Tisch näher zu sich. Sie weiss, gleich kommt dieses Abendlicht und legt sich über die Dächer auf der anderen Seite der Strasse. Vögel suchen aufgeregt nach einem Platz in den Bäumen. Vielleicht putzen sie sich bloss ihre Federn. Vielleicht bleiben sie die ganze Nacht.

In Thailand sagte man zu ihr: Du hast glänzendes Haar und grosse Brüste, mach was draus. In der Schweiz angekommen, fühlt sich die Prostituierte Jawal Z. wie ein später Sommer.

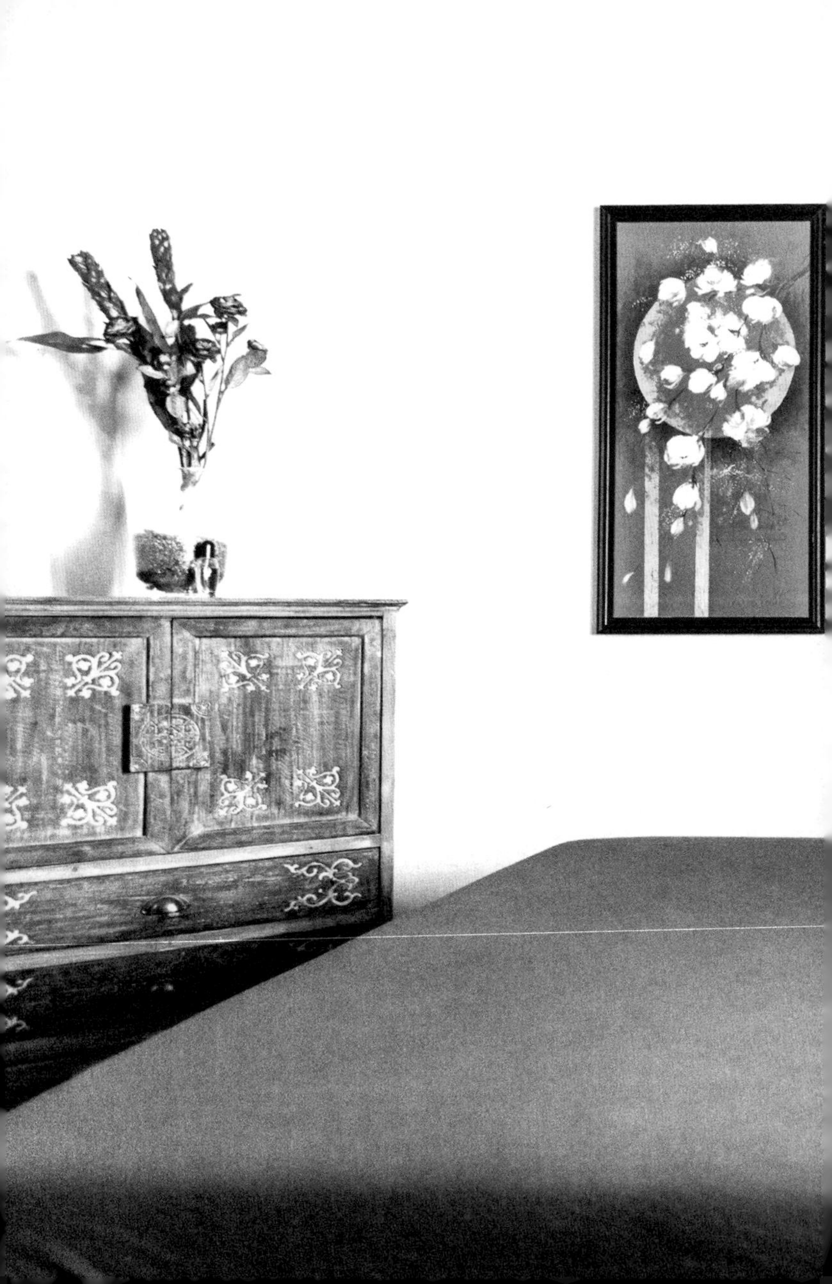

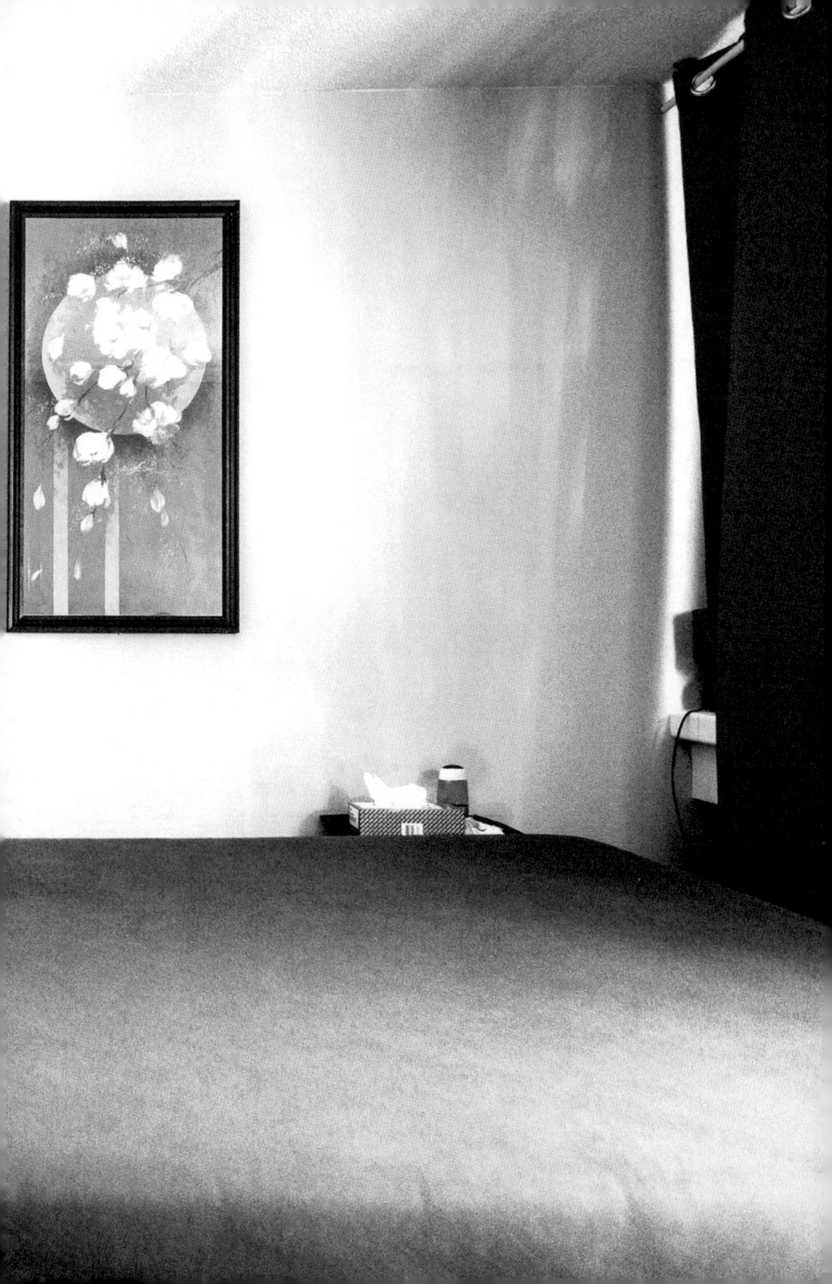

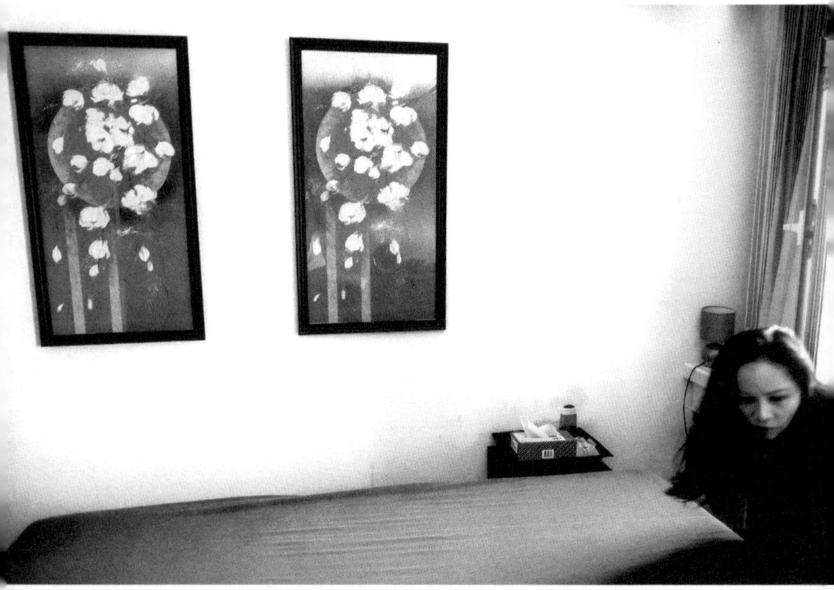

Ihre Wohnung teilt sich Jawal Z. mit einer jungen Thai, auch sie eine Sexarbeiterin. Vier Zimmer, eine Toilette, ein Bad, eine Küche, ein Abstellraum, alles dunkel und klein, für 4380 Franken im Monat inkl. Viel Geld für Jawal Z., die hier nicht nur arbeitet, sondern auch wohnt, kocht, putzt, die Wäsche macht, ihre Einkäufe sortiert, mit den Töchtern telefoniert, viel wartet und wenig schläft.

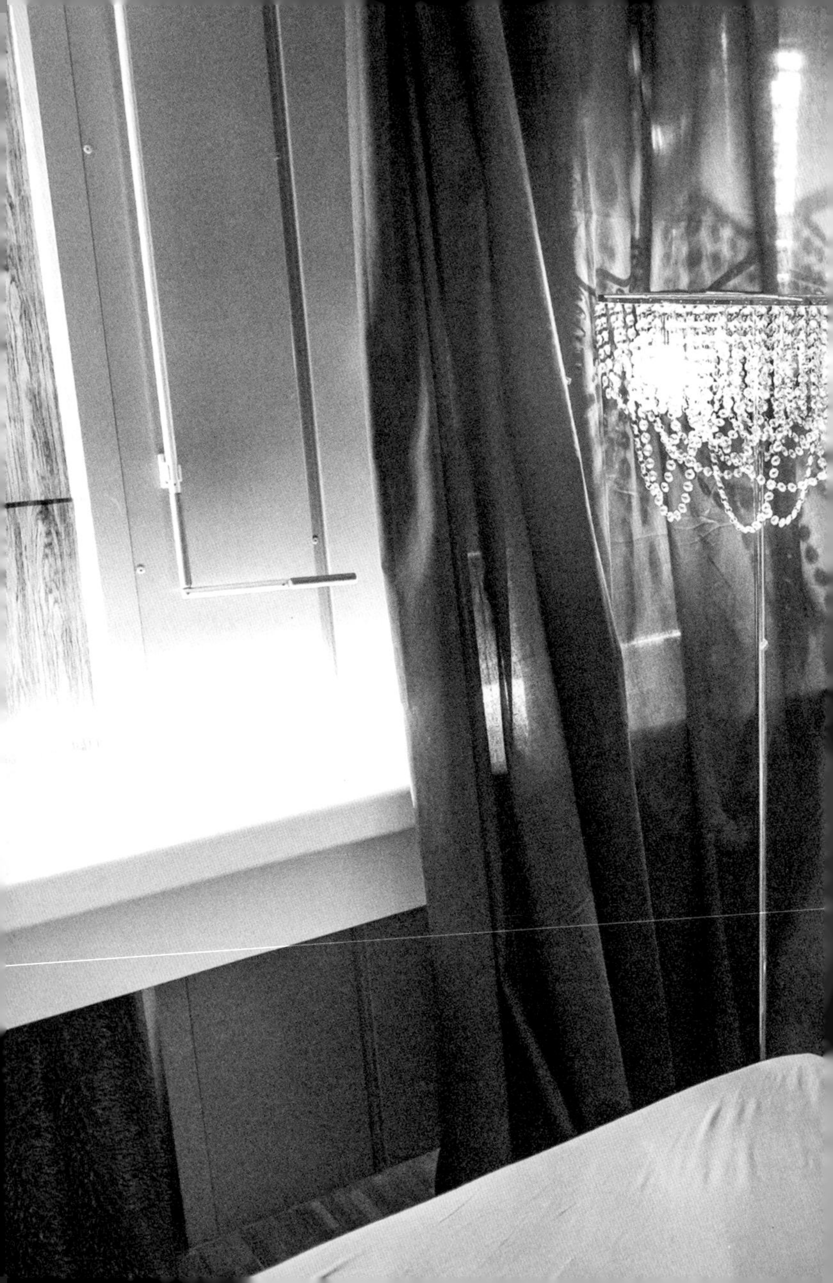

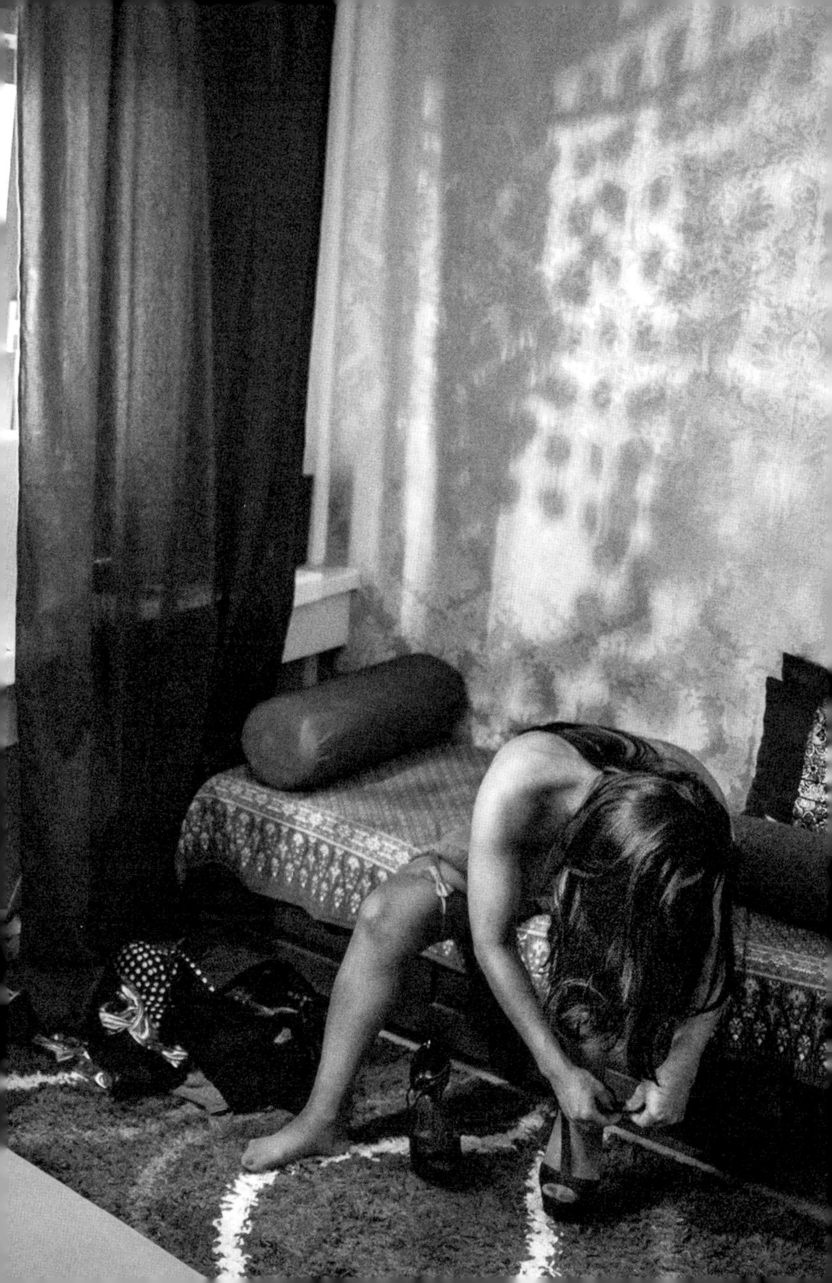

Erst arbeitete Jawal Z. in einem Etablissement in der Zürcher Altstadt, es kamen Männer, begafften die Frauen in Unterwäsche, zeigten mit dem Finger auf eine und nahmen sie mit auf das Zimmer. Unerträglich sei das gewesen, sagt Jawal Z. «Ich war vierzig, die anderen um mich herum halb so alt, schön, frisch, für alles zu haben. Ich blieb meist hocken, fühlte mich wertlos. Bis eine Brasilianerin mir riet: ‹Gib den Männern das Gefühl, dass du sie gar nicht willst, das macht sie an.›»

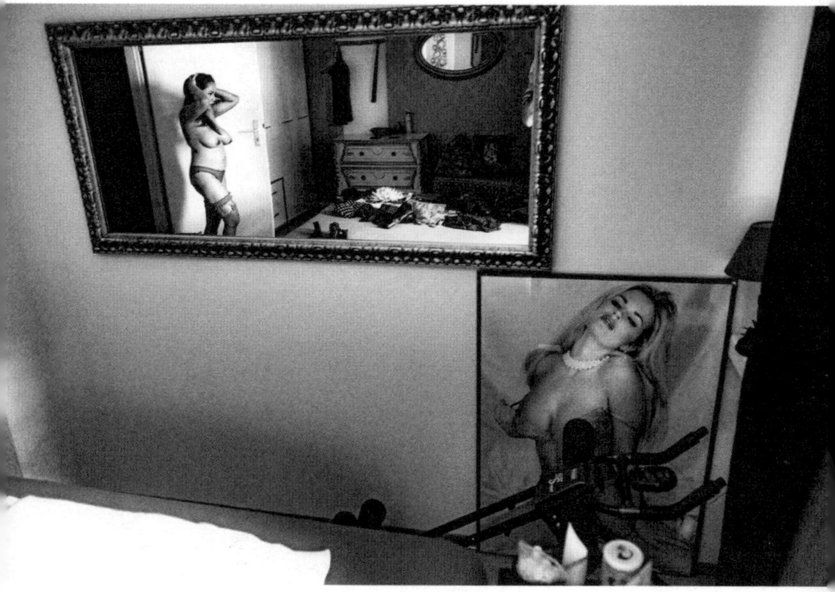

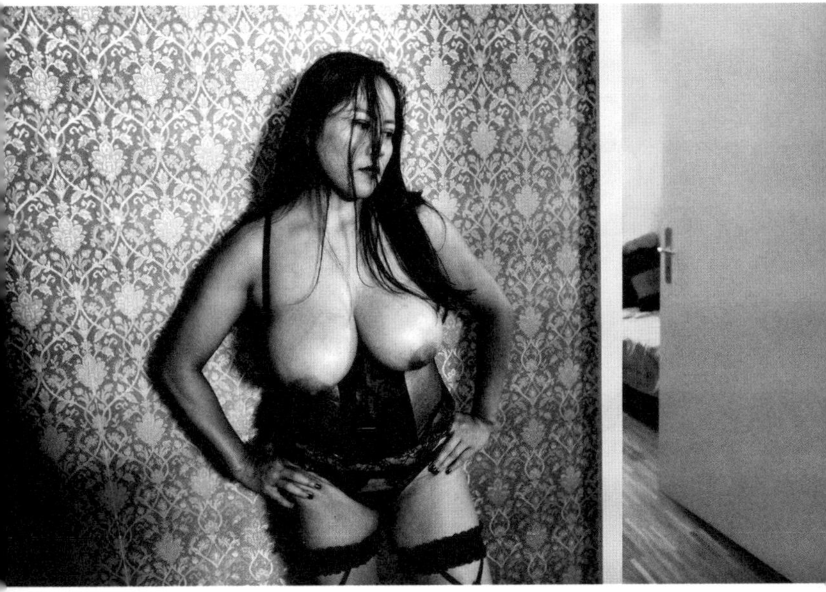

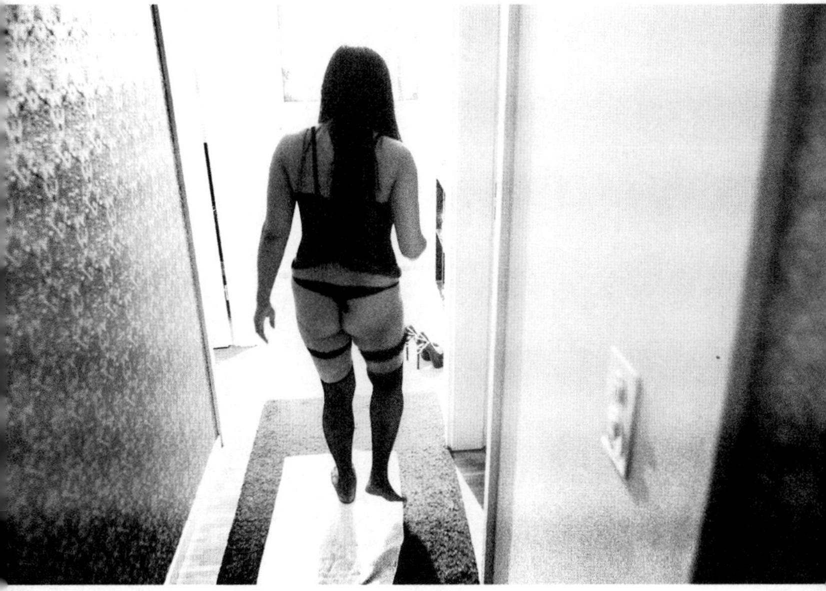

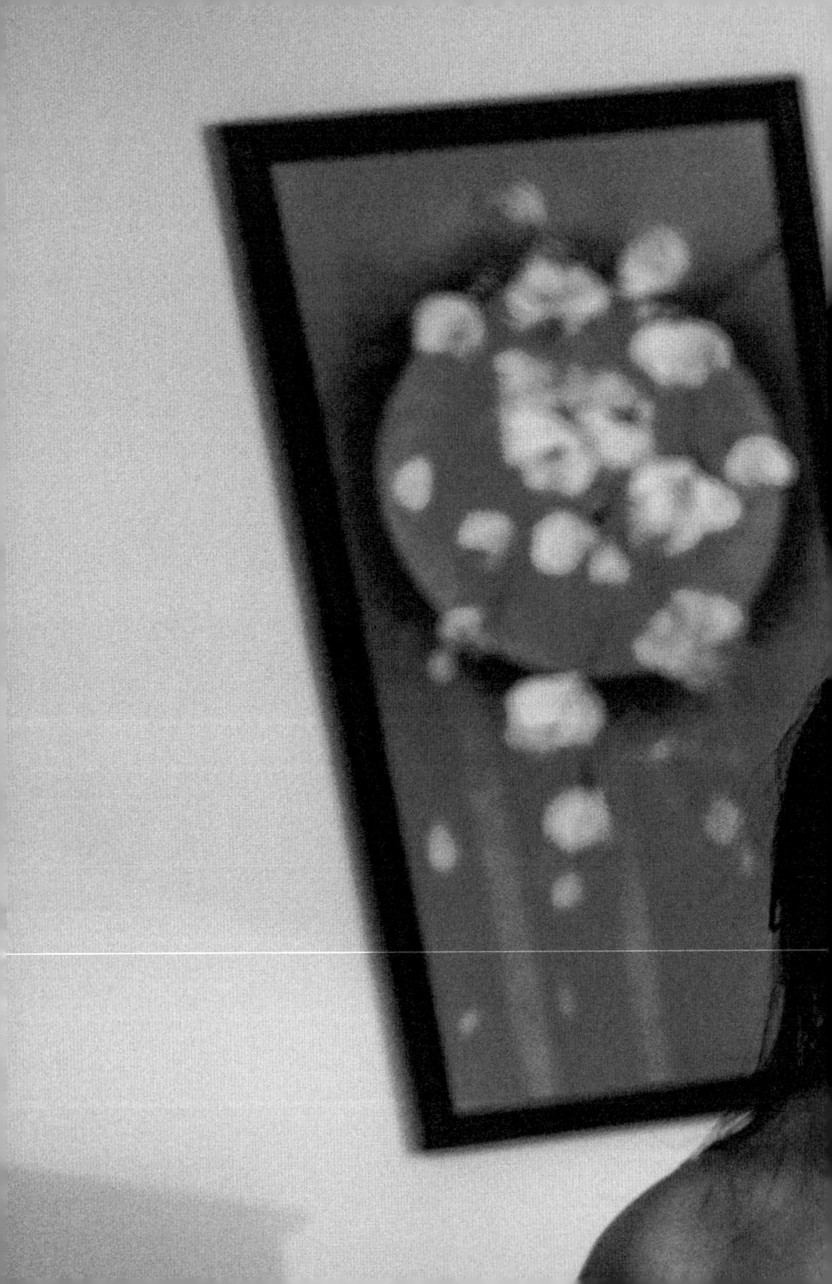

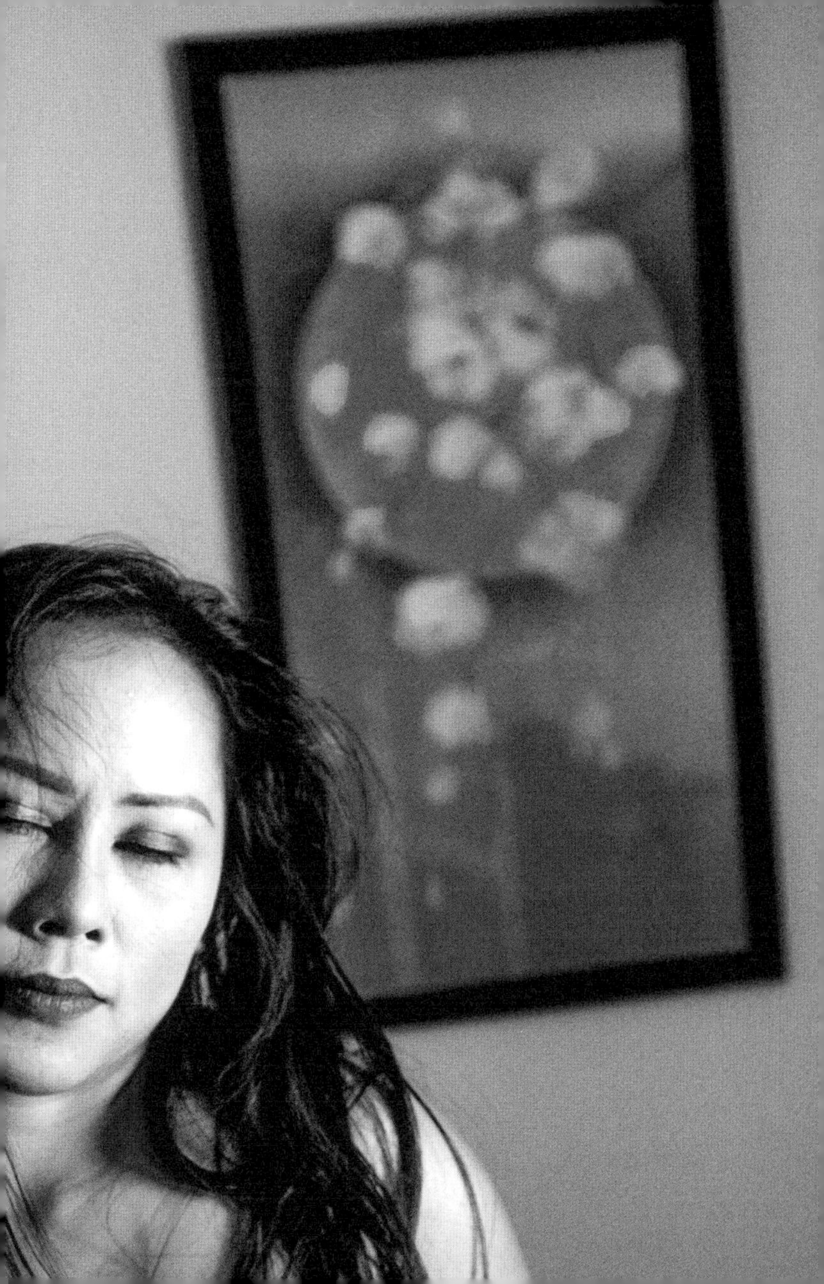

Vielleicht, fragt Jawal Z., sollte sie doch die Koffer packen, heim zu ihrer Familie reisen? Doch wie dort überleben, nach Jahren der Lüge? Zu Hause weiss kaum jemand von ihrer Arbeit in der Schweiz. Die Angst, verurteilt zu werden, ist gross. Für ihre Töchter ist Jawal Z. eine Physiotherapeutin weit weg in einem reichen Land, die hart arbeitet, Geld nach Hause schickt und ihre Mädchen vermisst.

Auch in Thailand gibt es dieses Sprichwort: Die Hoffnung stirbt zuletzt. Aber allzu lange hoffen will Jawal Z. nicht, sie weiss: Zu viele Hoffnungen verderben einem das Leben.

Zu dick für alles

Benita B. isst und isst und sieht sich dabei selbst zu, in dieser Welt voller Spiegel. Manchmal schliesst sie die Augen. Doch das hilft nicht viel.

Wir haben alle unsere Träume. Benita B. zum Beispiel malt sich Szenen aus, wo sie an einer Menschenmenge vorbeigeht, leicht, lässig, lächelnd. Früher waren das in ihrer Vorstellung Schulkolleginnen, heute sind es Unbekannte. Früher wünschte sie sich, die Mädchen würden ihr bewundernde Blicke zuwerfen, heute wäre ihr am liebsten, niemand würde sie sehen.

Aber eben.

Benita B., 38 Jahre, 1,67 Meter gross, fällt auf mit ihren 128 Kilo.

An guten Tagen sagt sie: «Ich bin mollig», an schlechten Tagen: «Ich bin eine fette Gans.» Aber meist sagt sie nur: «Ich bin dick.» Und: «Wir Dicken sind bloss das: dick.»

Alles in ihrem Leben dreht sich ums Dicksein, auch bei unseren Gesprächen. Um Kilos und Kalorien, um Weissbrot, Butter und Teigwaren, um die Farbe von Kleidern (die dick machen oder weniger dick), um Zahnarztstühle (durchschnittliche Belastbarkeit 120 kg), um diese Spiegel überall, um Scham und Einsamkeit und eine ewig lange Liste, auf der sie schon als Jugendliche notierte, wofür sie zu dick ist: zu dick für Jeans, zu dick fürs Auto, zu dick fürs Bergsteigen, zu dick fürs Tanzen, zu dick für Bikinis, zu dick fürs Hüpfen, zu dick für Sex, zu dick fürs Tauchen, zu dick für Tattoos, zu dick, um sich zu wehren etc. Auch lauter Synonyme für «dick» sind auf dieser Liste, Benita B. hat sie aus einem Wörterbuch: füllig, fett, feist, massig, mollig, korpulent, schwer, beleibt, drall, prall, rund, ausladend, gepolstert, pummelig, schwabbelig, kugelig, mopsig, stattlich, dickwanstig, nudeldick, unförmig, vollschlank und vollgefressen.

Woher das kommt, dieses immer weiter Essen, weiss Benita B. nicht. Ihre Mutter sagt, das liege in der Familie. Sie sei als Kind ja auch kein Federgewicht gewesen, der eine Onkel Zeit seines Lebens ein Mannsbild von 120 Kilogramm und ihre Grossmutter, naja, gewiss eine Matrone. Benita B. mochte das nicht trösten. Sie schielte schon als Teenie auf ihre um zwei Jahre ältere Schwester, etwa gleich gross, aber gertenschlank, die Manuela. Immer in Jeans statt in Pluderhosen, dazu eng anliegende Shirts statt Blusen wie Säcke – und Schuhe mit Absätzen, vor allem das. Mit dreizehn ahmte sie diesen lässigen Schritt ihrer Schwester nach, «aber schon damals watschelte ich bloss in der Gegend rum und machte mich lächerlich», erinnert sich Benita B. Später sagte Manuela «Dickerchen» zu ihr, sie begann sich für Benita zu schämen, machte ihr gelegentlich Vorwürfe («jetzt klemm dich mal in den Arsch und mach wenigstens Sport, du Faultier»), was Benita besonders wehtat. Heute reden die Schwestern kaum noch miteinander. Sie sind sich fremd geworden, leben in anderen Welten: Manuela arbeitet halbtags in einem Büro, sie ist seit zehn Jahren verheiratet, hat eine Tochter, geht Bergsteigen und spielt Volleyball, und zusammen mit ihrem Mann möchte sie in der Stadt eine Wohnung kaufen; Benita B., mehrheitlich Single, wohnt bei ihrer Mutter und macht von zu Hause aus Übersetzungen, vom Französischen ins Deutsche und umgekehrt, ein 20-Prozent-Job ist das; der Rest ist viel YouTube und viel Essen.

Timaeus von Güldenklee, geb. 1600, gest. 1667, Mediziner in Colberg, berichtet in seinem Werk ‹Casus Medicinales› von übergewichtigen Männern, die nicht mehr allein aufs Pferd steigen konnten, von Frauen, die wegen ihrer Fettleibigkeit nur noch im Bett lagen, und von dicken Mädchen, die auf Jahrmärkten ausgestellt wurden. Er verordnete Diäten und machte für das Übergewicht einen schwachen Charakter sowie Mangel an Selbstdisziplin verantwortlich. Damals wurden übergewichtige Menschen mit Tieren verglichen: unbeherrscht und allein vom Trieb geleitet, ohne Sinn für Vernunft und Mass. Massloses, üppiges Essen, die Völlerei, galt freilich als Todsünde.

Benita B. glaubt, sich an den Tag zu erinnern, da ihr bewusst wurde, dass sie für andere zu dick ist. Es war in der Schule, während der Pause. Sie biss in einen Sandwich und nahm, ohne zu kauen, noch einen Happen und noch einen. Ihre Freundinnen steckten die Köpfe zusammen und kicherten, die eine sagte «Gans», die andere etwas von «stopfen».

Zu Hause stellte sich die kleine Benita vor den Spiegel, sie verrenkte sich in alle Richtungen, streckte ihren Bauch heraus, hüpfte auf und ab. Von da an hat sie sich nur noch durch die Augen der Anderen gesehen, eine Kugel, ein Mops, eine fette Gans.

Ihre Mutter fand das übertrieben, so dick sei ihr Mädchen nun auch nicht und Essen sei doch wichtig, gerade in diesem Alter.

Benita B., 11 Jahre, wog 65 Kilo.

«Ich war ein Mädchen wie andere auch, hatte Spass, hatte Sorgen. Aber ich ass bei jeder Gelegenheit. Ich ass aus Frust, und ich ass, wenn ich aufgedreht war. Ich ass aus Langeweile, ich ass, wenn ich mich verliebte, und ich ass, wenn einer mich verarschte. Ich ass morgens, mittags, abends, ich ass zwischendurch und stand in der Nacht auf, um zu essen. Das ist bis heute so. Ich bin die ganze Zeit am Futtern, oder sagen wir, wie es ist: Ich stopfe alles in mich rein, was ich kann. Ich bin eine Fressmaschine.»

Zwischendurch kaut Benita B. auf einem Kaugummi, das hält den Kiefer in Gang, kauen, ohne zu essen, das helfe, sagt sie und lacht.

Zum Frühstück: 6 Schnitten Weissbrot, Butter und Käse.

Mittags: 350–500 g Teigwaren, 200 g gehacktes Rindfleisch (für Bolognese), dazu 1 Flasche Fanta oder Cola.

Abends: 4 Schnitten Weissbrot, Mayonnaise, Käse, Salami, dazu 1 Dose Bier.

Dazwischen: Milchschokolade, Weissbrot, Fanta oder Cola, Käse, Aufschnitt; wenn unterwegs: Chips, Burger, Bier, Süsses aller Art.

Wenn Benita B. über das Bild sinniert, welches die Gesellschaft von unseren Körpern malt – von den Körpern der Frauen insbesondere –, redet sie über die vielen Schaufenster in unserem Leben und über diese Spiegel überall, daheim, bei Bekannten, auf öffentlichen Toiletten, beim Coiffeur, in Aufzügen, meterhohe, runde, gerahmte, mehrteilige, aufklappbare Spiegel; den ganzen Tag müsse man sich von allen Seiten angaffen, den herausquellenden Bauch, das Doppelkinn, die prallen Oberschenkel, den schweren Gang. Wacht sie morgens auf, passiert es ihr bis heute, dass sie nicht fassen kann, wie dick sie ist. Sie schiebt die Brüste beiseite («grosse, schlaffe Monster»), fasst in ihre Oberarme, staunt. Benita B. quält sich aus dem Bett und auf dem Weg ins Bad schaut sie demonstrativ am Spiegel vorbei. Erst beim Kämmen und Schminken blickt sie in einen, einen kleinen.

Benita B. erinnert sich an eine Geschichte, eine Art Sage, sie handelt von einem Mädchen, das viele Jahre über Wiesen zieht und durch Wälder irrt, am Ende kommt es in ein Dorf mit Häusern aus welken Blättern, und das Mädchen, verstört und verloren, sagt als erstes zu den Einwohnern, es wünsche einen Spiegel zu sehen.

Oje, sagt Benita B. dazu.

Sei lieb zu dir.

Du hast Fett, aber du bist nicht fett.

Du bist mehr als dein Körper.

Die Waage bestimmt nicht deinen Wert.

Nur weil sie hübsch ist, heisst das nicht, dass du es nicht bist.

Abnehmen macht dich dick.

Du, dicker Mensch, bist nicht das Problem.

Benita B. kennt sie alle, die pinkfarbenen Motivationssprüche der Body-Positivity-Bewegung, und sie findet jeden unerträglich und anmassend dazu. Als müsse sie, die Dicke, sich jetzt partout toll finden, als müsse sie vor Selbstbewusstsein und Stolz platzen. Benita B. schüttelt den Kopf, «sicher nicht», sagt sie und will ausholen zu einer Rede, bricht aber ab, «was soll's». Zwei Beispiele dafür, wie das Leben wirklich ist – nicht pink, sondern grimmig –, möchte sie dennoch anführen, das erste: «Neulich bin ich gestolpert und zu Boden gefallen, da lag ich nun wie ein blöder Käfer auf dem Rücken, bin kaum hochgekommen auf meine Pflöcke, zum Glück hat's niemand gesehen. Dabei habe ich, wie alle Dicken das tun, zu Hause schon zigmal geübt: erst auf den Bauch abrollen, das Kinn auf den Boden, tief einatmen, dann in den Vierfüsslerstand, die Arme aufstützen und sich langsam aufrichten.» Ihr zweites Beispiel: «Easy Wipe, schon gehört? Das ist so ein Stab mit Toilettenpapier, er hilft dir beim Arschabwischen – also uns. Weil wir selber nicht mehr rankommen, weil unsere Arme zu kurz sind. Den schleppe ich die ganze Zeit im Rucksack mit, wenn ich Bekannte besuche, in den Zug steige oder ins Restaurant gehe.»

Einfach sei das nicht, das Leben als Dicke, sagt Benita B., von wegen Body Positivity.

Am hässlichsten findet sie übrigens ihre Augen, diese kleinen Knöpfe in dem aufgedunsenen Stück Gesicht.

Von ihnen, den Augen, hat unlängst ein Liebhaber geschwärmt. Benita B. hat ihn, wie alle davor, auf einem Portal kennengelernt, eine Dating-Seite für füllige Treffen, so nennt sich das. Anfänglich, da war sie Mitte zwanzig, dachte sie wirklich, die Männer meinten sie, Benita. «Fehlanzeige, das sind alles Fett-Fetischisten, die wollen bloss deine Speckrollen.» Inzwischen macht ihr das nichts mehr aus, sie komme auf ihre Rechnung. Dass dicke Frauen im Bett besonders abgehen, dass sie nimmersatt sind und gebärfreudig sowieso, über diese Klischees lacht Benita B. ausgiebig. Und zitiert ebenso vergnüglich einen Lover, der ihr einmal schrieb, es sei einfach wunderbar zu sehen, wie sie bei jedem Stoss bebe und ihr Körper, ihr ganzes Fleisch, in Wellen durchgeschüttelt werde, «alter Verwalter, was sagt man denn dazu!». Andere stünden auf Fat Upper Pussy, den Fettbereich zwischen Bauch und Vagina, die könnten Stunden dort verbringen, erörtert Benita B., oder sie seien verrückt nach Love Handles, dem seitlichen Hüftspeck, oder nach Hip Dips, den Wölbungen unterhalb des Hüftknochens. «Alles Problemzonen, die meine Schwester in Panik treiben, die Männer aber flippen aus.» Einer von ihnen bat darum, sie zu füttern, das liess sie einige Male zu, dann fand sie das alles irgendwie pervers. «Der wollte mich platzen sehen», sagt Benita B. heute.

Übergewicht und Adipositas (extremes Übergewicht) erhöhen u.a. das Risiko für verschiedene Stoffwechsel- und Herz-Kreislauf-Erkrankungen. Zur Einschätzung dieses Risikos empfehlen die Ärzte die Berechnung des Fettverteilungsmusters. So ist ein Taillenumfang ab 94 cm bei Männern und ab 80 cm bei Frauen ein Risiko für Folgeerkrankungen gegeben. (Benita B.: «Sagen wir es so: Bei mir ist der Oberschenkel dicker als die Taille.») Ein deutlich erhöhtes Risiko für Stoffwechsel- und Herz-Kreislauf-Erkrankungen besteht bei Männern bei einem Bauchumfang ab 102 cm und bei Frauen ab 88 cm.

Der neue Freund, für den ihre Augen so schön sind, so warm wie der Kerzenschein, stellt Benita B. manchmal ein Glas Mineralwasser neben den Teller statt dieses süsse

Zeugs, er tut das mit einem Lächeln im Gesicht. Ein andermal geht er mit ihr hinaus auf die Strasse, abends, wenn die Leute sich in ihre Wohnungen verkrochen haben, er läuft ein paar kurze Schritte voraus, denn er weiss, dass Benita B., kaum dunkelt es, am liebsten in ihren Gedanken wohnt. Dann wird der eigene Körper für sie zu etwas Fremden, zu einem Ding, das nur zufällig immer dort ist, wo auch sie ist. Aber dazugehören, wie ihre Geheimnisse und die vielen Träume zu ihr gehören, das tut er nicht.

Vielleicht wird sich Benita B. den Magen operieren lassen. Sie schwankt zwischen Gleichgültigkeit und Angst. Dazwischen, sagt sie, sei diese plumpe Gewissheit: «Dicker werden kann ich immer.»

Der Elende

Ein grosser Schaffer war Monsieur L. nie. Als er mit vierzig keinen Job mehr bekam, begann er sich dafür zu hassen.

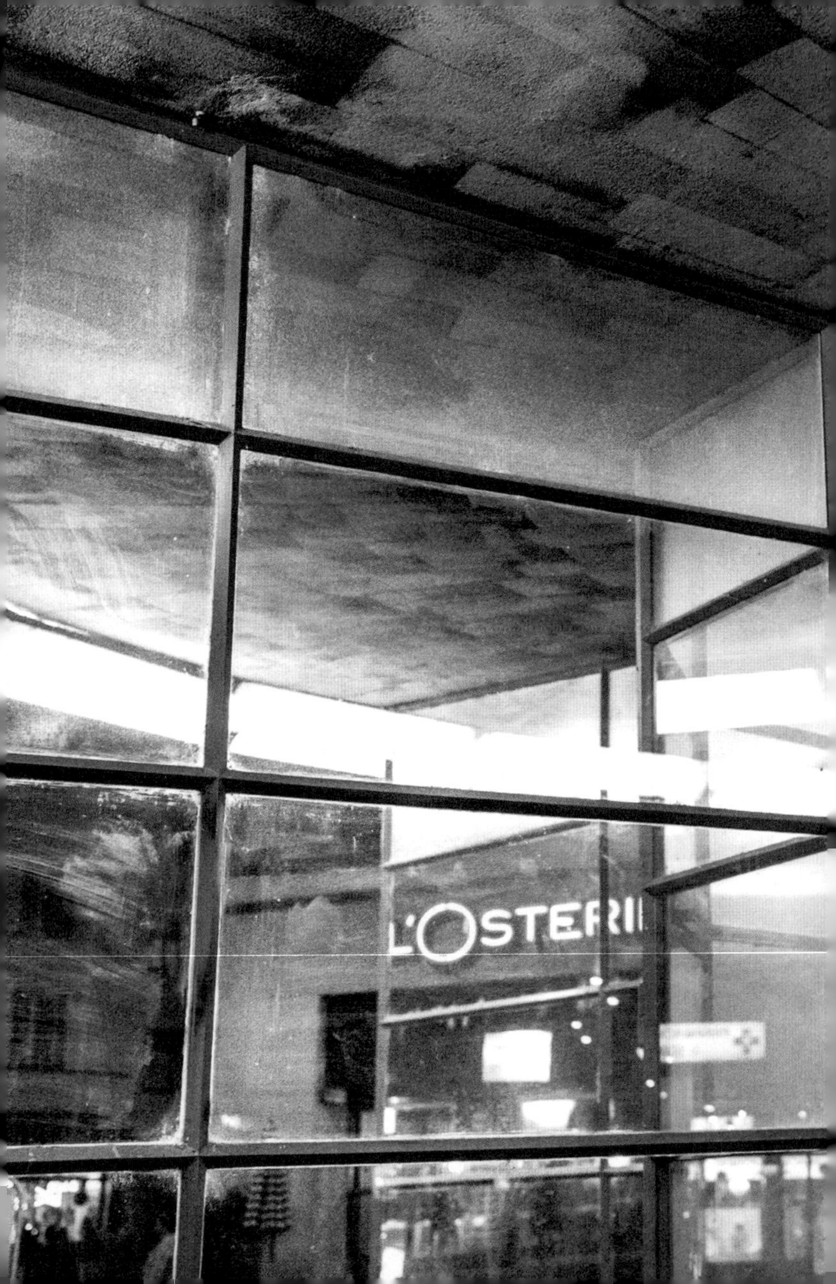
L'OSTERI

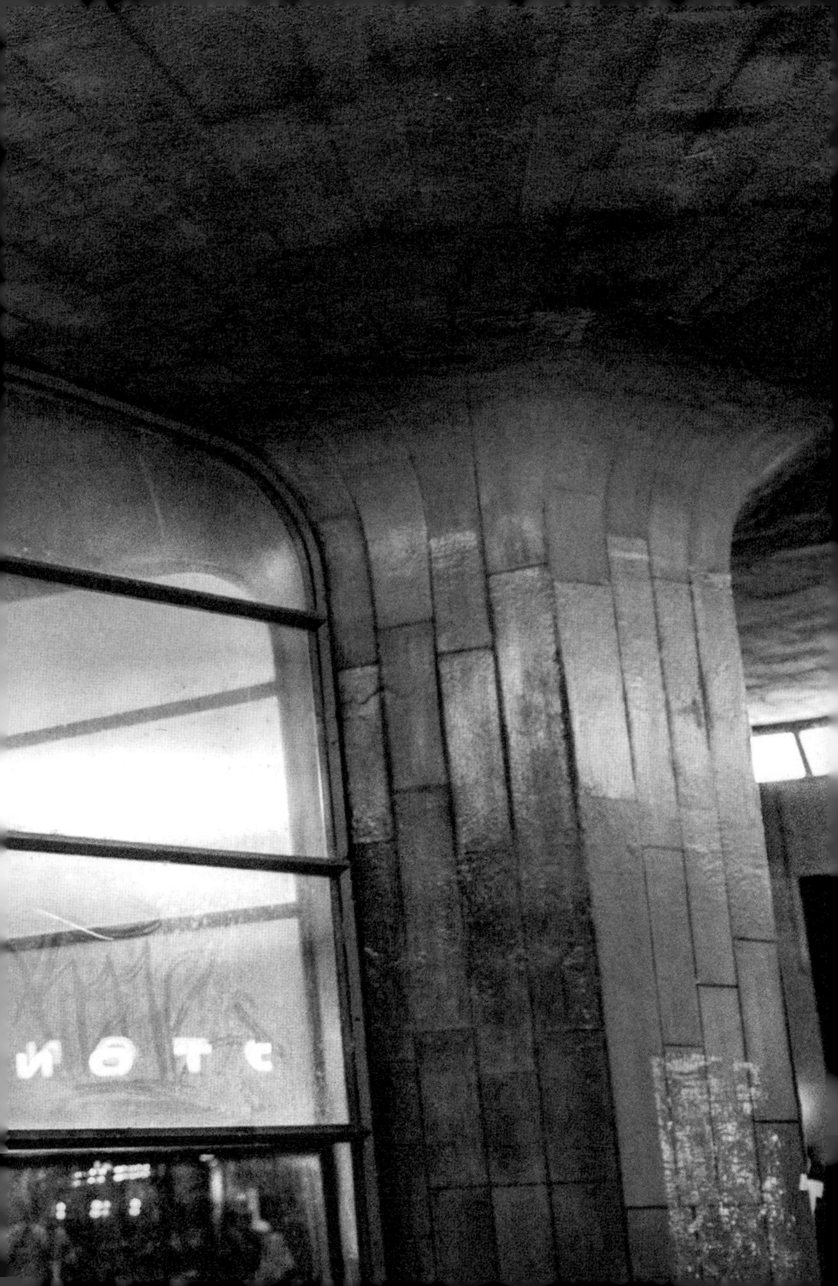

Tramwartehalle, General-Guisan-Platz, 2502 Biel/Bienne

Schmunzeln, ein wenig grienen, charmant lächeln, das kann er wohl. Aber herzhaft losprusten? Eher nicht. Denn das Lachen ist Monsieur L. schon vor langem, langem vergangen.

Vielleicht sogar an einem sinnlosen Wintertag wie heute. Die Wolken hängen fett über den Dächern, es hat Vögel überall und Laub, und Monsieur L. sagt diesen Satz, der vielleicht nicht von ihm ist, den er aber oft sagt: «Ich bin da, wo mein Bier steht.»

Orpund, Hauptstrasse, 2552 Biel/Bienne

Wo sein Bier steht. In Orpund zum Beispiel, östlich von Biel, PLZ 2552, seit über zwanzig Jahren das Zuhause von Monsieur L.: eine 2,5-Zimmer-Wohnung im Parterre, in der Küche stehen ein kleiner Herd und ein kleiner Tisch mit Notizblock, Bleistift und einem Stapel Rätsel, herausgerissen aus dem Coop Magazin, zusammengeheftet mit einer Büroklammer. Direkt neben der Küche eine Art Wohnstube, ohne Bilder, weder Fernseher noch Esstisch (ein ovaler zum Beispiel mit vier Stühlen rundherum würde sehr gut passen), auch kein Balkon. Dafür ein mattgrünes Stoffsofa, ein Tischchen aus Glas, eine Kommode mit Büchern darauf (Goethe, Solschenizyn, Céline), ein dunkelroter Teppich, so dick wie das Fell eines Murmeltieres, und eine Stehlampe, die (das muss jetzt kommen) den Kopf hängen lässt tagaus, tagein. Seine Kleider, Monsieur L. trägt Hemden und weite Hosen, des Winters einen bordeauxroten Schal und eine beige Regenjacke, hängen vielleicht im Schlafzimmer in einem Einbauschrank, womöglich liegen sie zu einem Haufen getürmt neben seinem Nachttisch, aber das wohl eher nicht.

Wenn Monsieur L. die Wohnung verlässt und in den 72er-Bus steigt Richtung Zentralplatz – zehn Stationen, eine knappe Viertelstunde –, dann auch, um ein klein wenig seinem trägen Leben zu entrinnen. Und um Besorgungen zu machen, sich später am See die Beine zu vertreten, um einzukehren hier und dort.

Dabei gibt es Tage, da kommt Monsieur L. einfach nicht zu seinen Bierchen, vier, fünf Dosen im Schnitt oder auch mehr, wer weiss. Es sind diese Tage, an denen die Vorhänge seiner Wohnung zu diesem zentimeterdicken Teppich werden, zu krummen Wänden, Mauern ringsherum. Dann bleibt Monsieur L. im Bett und tut nichts. Oder er sitzt lange auf der Toilette, blättert in einer Illustrierten, Inhalt egal. Tage sind das, da ist seine Angst, hinter diesen Mauern in eine fürchterliche Tiefe hinabzustürzen, gross, grösser als wir anderen uns das wohl vorstellen können. An anderen Tagen wünscht er sich, dass seine Gedanken an ihm abfallen wie welke Blätter und dass die Müllmänner kommen in den Morgenstunden und sie wegwischen mit ihren mächtigen Besen und dass sie dazu heitere Melodien summen. Eine tröstliche Vorstellung sei das, schmunzelt Monsieur L. und legt seine Augen in tausend Falten.

Monsieur L. sagt auch: «Ich bin so besetzt von allem, es bimmelt in meinem Kopf wie in einem Kirchturm. Ein andermal bin ich leer, ein Papiersack mit nichts darin.» Dann muss er sich die Wochentage in Erinnerung rufen: Die vielen Samstage erkennt er an den aufgeregten Schritten der Pärchen, die am Guisan-Platz vorbeieilen; an den Sonntagen hüpfen für gewöhnlich die Vögel im Zickzack über den Asphalt; und der Montag kann ein Dienstag oder Donnerstag sein, das ist egal.

Denn für Monsieur L., ehrlich gesagt, ist jeder Tag ein freier Tag.

Er fühlt sich abgeschnitten von allem, und er hat recht. Fragen, die normalsten weit und breit, gehen ihn schon lange, lange nichts mehr an: Wie war dein Tag, wie lief es auf der Arbeit, wohin geht's in die Ferien diesen Sommer?

Auch sein Sohn fragt Monsieur L. nicht mehr nach Rat, geschweige denn nach einer Meinung.

Stadtpark, Seite Schleusenweg, 2502 Biel/Bienne

Viele Jahre ging Monsieur L. extra früh zur Arbeit, er öffnete als erster die Fenster, liess den neuen Morgen herein, begrüsste ihn mit einem lauten «Dann wollen wir mal!». Wer ihn per Zufall dabei beobachtete, fand den pummeligen Mann reizend oder eine Lachnummer. Nicht wenige Male rissen seine Arbeitskollegen Witze über ihn. Dann lächelte Monsieur L. stets freundlich. In Gedanken aber zürnte er ihnen, er stellte sich vor, wie sie auf ihre Nase fallen – tock. Doch das sei lange, lange her, sagt Monsieur L. durchaus echauffiert. Schon als Kind wusste er sich nicht recht zu wehren; er hatte es immer wieder versucht, doch es wollte ihm nicht gelingen. Viele Jahre redete er sich ein, er sei zu brav für den Sturm des Lebens. Heute sagt er, es sei nichts als Versagen.

«Ein Waschlappen bin ich, ein Nichtsnutz.»

Dabei wollte Monsieur L. als Junge unbedingt Gauner werden. Mit Hut, Mantel und Pistole (vom Vater konnte er diesen Berufswunsch nicht haben, der machte sich früh davon). Doch das behielt er für sich. Bis er, Mitte dreissig, eine Liaison hatte mit einer um Jahre älteren Frau. Durchaus entzückt und mit viel Phantasie begann er ihr davon zu reden: vom smarten, mit allen Hunden gehetzten, schlitzohrigen

Schurken Monsieur L. Die Frau, teures Parfum, bunte Nägel, enges Kleid (und noch eine Zeile anderer Klischees, die Monsieur L. jetzt aufzählt, beinahe atemlos), habe bloss gehüstelt und ein verächtliches Grinsen sei aus ihrem schiefen Mund gefallen.

Gartenwirtschaft, Güterstrasse, 2502 Biel/Bienne

Was die Leute wohl denken, wenn sie ihn dort sehen, wo sein Bier steht? Welch eine Null dieser Mann doch ist! Ein Elender! Ein abschreckendes Exempel, ein Blindgänger, ein Hallodri, un petit rigolo! «Egal, egal», knirscht Monsieur L., er sagt: «Encore une», und tippt forsch mit den Fingern ans Bierglas.

Monsieur L. kommt in dieses Lokal, wenn er anderswo nicht mehr sein mag. Dabei ist ihm hier vieles zu viel, die Leute und ihr Gedröhn. Der eine mit diesem feuerwehrroten Fleece, auf dem «Martial Arts» steht, der sagt allen Ernstes: «Wie etwas ausschaut und wie es wirklich ist, also hallo, ist noch lange nicht dasselbe», und: «Setz dich zu uns», und eine ältere Dame setzt sich dazu, sie ruft hinüber zu dem Mann hinter der Theke: «Ein Ballönli, mon cher, einen roten, kalt genug», und der mit dem Fleece sagt zu seinem Copain: «Was waren das für Zeiten, als wir noch Jäger waren und keine Höseler, apropos Mohrenkopf und Zigeunerschnitzel.» «Aber hoppla, old dirty warriors, das sind wir doch immer noch, huere Siech», wirft der andere ein, und als einer aus Sri Lanka, Stammgast, vorbeigeht in Richtung Toilette hinten beim Zigarettenautomaten, da sagt der im Fleece, jetzt mit seltsam hoher Stimme: «Also in die Sonne braucht der bestimmt nicht», und Monsieur L. neigt sich vornüber und murmelt allwissend: «Diesen Spruch bringt er immer und immer brüllt der Tisch los und immer zuckt der Mann aus

Sri Lanka mit seinen Schultern, das ist ihm alles schnurzegal», und draussen auf der Strasse zieht im Schneckentempo ein Regen vorüber.

Tramwartehalle, General-Guisan-Platz, 2502 Biel/Bienne

«Irgendwann ist immer mal Zeit zu gehen. Wenn sie Fragen stellen, ständig die gleichen, nur um dich zu knicken: Hast du Arbeit, hast du zu beissen? Dem Schlucker noch ein Bier! Dann wechsle ich für ein paar Monate die Beiz, die Strasse, das Quartier. Und lande halt wieder hier. Die Stadt ist klein.» Sagt Monsieur L. und winkt einem Mann zu, der sich neben ihn setzt, am General-Guisan-Platz bei der kleinen Tramwartehalle, erbaut 1929 von Ernst Berger, er stellt die Plastiktasche zwischen die Beine, fasst sich an seine Kappe, sagt: «Hocherfreut, mein Herr, ich bin der Serge, und wer bist du?», und zu Monsieur L., dem er auf die Schulter tippt: «Wei mer oder wei mer nid?» «Mir wei», erwidert Monsieur L. und öffnet eine Dose Bier, ihn fröstelt.

Später, der Wind schlägt noch immer um sich, das Laub macht sich davon, sagt Serge zum Abschied: «Grüess Gott oder sonst ein altes Männli», und Monsieur L. ruft ihm freudig hinterher: «Ich will's ihm sagen.»

Bözingen, Pizzeria da Toto, Bözingenstrasse 139, 2504 Biel/Bienne

Bei unserem ersten Treffen sagte Monsieur L.: «Keine Details über mein früheres Leben, ich bitte darum, mir reicht das jetzige. Gehen wir ein paar Schritte. Trinken wir etwas, in einer Gartenwirtschaft oder bei mir daheim. Es gibt immer etwas zu berichten, nicht wahr?» Später zeigte ich ihm den Text, er möge ihn autorisieren. Ganze zwei Seiten strich Monsieur L. weg. Überhaupt könne man alles herunterbrechen auf ein paar Zeilen, fand er, vielleicht so:

Monsieur L. (Name geändert), 63, wohnhaft in Biel, unverheiratet (was nicht stimmt), von Beruf Kaufmann, war nie ein grosser Schaffer, aber gewissenhaft und freundlich immerzu. Als er mit vierzig keine Arbeit mehr fand (erst Pech, dann Depressionen), begann er sich dafür zu hassen. Gescheitert und abgehängt, sagt Monsieur L., sei er zur Projektionsfläche geworden: eine Bestätigung für all jene, die es geschafft haben. Und ein Schreck für die, die noch fallen werden.

Lea T., seit ihrer Jugend schizophren, hatte ihr Kind fast zu Tode geschüttelt – aus Überforderung, sagte sie damals. Heute zweifelt sie an ihrer Aussage.

Als Lea, 31 Jahre, wohnhaft in Winterthur, verheiratet, Mutter einer Tochter, Ende 2002 wegen fahrlässiger Körperverletzung vernommen wurde, soll sie gesagt haben: *«Denn ich erkenne meine Missetat / und meine Sünde ist immer vor mir.»*

Das mit der Bibel und diesem Gott – nicht der Glaube an ihn, eher die Angst vor ihm –, das habe sie von ihrer Mutter, sagt Lea. «Sie hat jeden Tag das Elend besungen. Auch wenn sie fertig war vom Alkohol, wenn sie lallte, wenn die Augen in ihrem hellen Gesicht rot wurden, wenn sie beim Hüsteln spuckte, konnte sie immer noch das: Psalmen aufsagen.»

Lea erzählt: «Das Schlimme an Schizophrenie ist, dass sie einem fremd bleibt. Ich kenne die Stimmen von Lisa und Leonie in meinem Kopf, kenne sie in- und auswendig. Und sie kennen mich. Doch weiss ich, wann mein Murmeln zu Lisas Gezeter oder Leonies Gejammere wird? Die Stimmen kommen und dröhnen und flüstern und brüllen und kreischen. Oder sie kommen nicht. Sie sind da, auch wenn sie nicht da sind.»

Und das sei nicht nur mit den Stimmen so, sondern mit allem, was in ihrem Kopf ist, den Gedanken, Bildern und Monstern.

«Dabei bin ich ziemlich normal», sagt Lea, sie zwinkert und beschreibt eine wiederkehrende Szene aus ihren Träumen: Sie steht an einem Fenster, es ziehen Strassen an ihr vorüber, Bäume, Häuserblocks, Laternen. Nur die Menschen stehen wie angewurzelt da. Einer ist ihr Mann, der Künstler. Er hat einen sonderbaren Hut auf, trägt Gummistiefel, in seinem Gesicht klebt widerlich ein Schnauz wie eine grosse Augenbraue. Sie ruft ihm zu, er solle die Stiefel ausziehen, denn sie gehörten ihm nicht. Der Mann zieht die Stiefel aus.

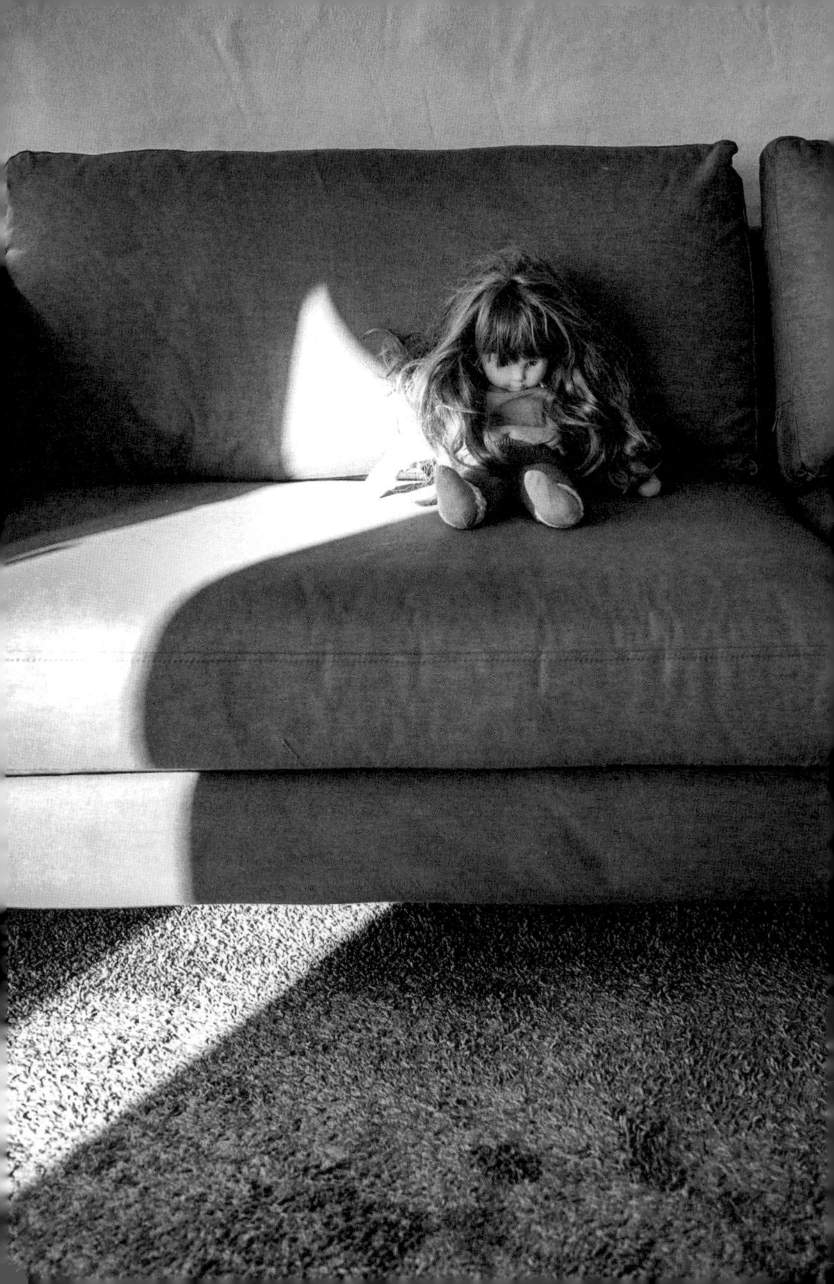

Er reckt sie hoch, wie zum Beweis seiner Schuld. Sie nickt ihm zu, lächelt. Sie denkt: Was für ein Wurm dieser Mann doch ist. Sie bleibt am Fenster stehen und wundert sich, wie lange es dauert, bis ein Mensch, stumm vor Schreck, im Schlamm versinkt.

Den Mann lernte sie auf einer Vernissage kennen, es war ein guter Moment, denn Lea verspürte keinerlei Emotionen, weder Anziehung noch Ablehnung. Sie stand einfach neben ihm, hörte ihm zu, schaute ihn an und nahm ihn zu sich mit. Er war leidenschaftlich, was ihr recht war, und sie tat als ob, was ihm reichte. Sie schliefen viel miteinander, redeten nie in die Tiefe, seine Bilder, Strichzeichnungen mit Verzierungen, fand sie peinlich. Er aber machte ein Brimborium darum. Wie er überhaupt um alles herumtänzelte. Die Stimmen hätten den Mann in Ruhe gelassen, sagt Lea. Leonie sei gleichgültig gewesen und Lisa mit anderem beschäftigt.

Bis das mit dem Kind kam.

Die Schwangerschaft hat Lea verdrängt. Die Nacht, die alles hervorbrachte, die Saat sozusagen, aber nicht. Der Mann hat dich vergewaltigt, sagt Lisa noch heute. Er hat dich auf den Bauch gedreht, an beiden Händen festgehalten und hämisch gelacht, während er zustiess, dich regelrecht durchbohrte, weisst du noch? Du hast ihn angefleht, hast gewimmert: Lass mich, verzeih mir, ich liebe dich. Wie ein kleines Mädchen hast du dich angestellt. Schäm dich. Und Lea wandte sich an Leonie: Trage ich denn alle Schuld? Habe ich ihn verführt und vernebelt, habe ich mit ihm gespielt wie die Katze mit der Maus? Leonie meinte bloss: Was weiss ich schon, ich war ja nicht da. Ich weiss nur, mir wäre das nicht passiert.

Lea erzählt: «Als das Kind auf der Welt war, eine Tochter, sie hatte helle Haut, durchsichtig wie die Flügel eines Insekts, einen schmalen Hals, eine kurze Nase, ihre Wangen waren rot; als sie da war, bei mir, fühlte ich mich leicht. So wie man sich beim Schwimmen leicht fühlt. Ich war oft allein. Ich hielt das Kind in meinen Armen, stundenlang. Mit ihm geredet habe ich kaum. Ich kam ja nicht dazu, mir lagen die ganze Zeit Lisa und Leonie in den Ohren.»

Du erdrückst das Kind, du erwürgst es, wie du die Katze erwürgt hast.

Habe ich nicht.

Hexe du!

Behüte es, Lea, beschütze das Kind. Es hat mehr verdient als deine schweigsame Liebe. Das arme Kind.

Teufel auch, diese Brut.

So ging das die ganze Zeit. Lea sagt auch: «Kaum strömte Luft durch seinen winzigen Leib, begann es zu schreien. Es hörte gar nicht mehr auf. Es schrie, es atmete, es schrie, es verschluckte sich, es schrie und schrie, auch wenn es keinen Grund gab, es schrie einfach weiter, es war ein Schrei-Baby, ein Brüller.»

Armes Kind, das immer nur schrie.

Wenn der Mann, der Künstler und mutmassliche Vergewaltiger, es in seine Arme nahm, ausnahmsweise, da gluckste der Säugling zufrieden. Ein Pakt, dachte Lea, und Lisa brummte zustimmend. Streckte Lea dem Kind die Hand entgegen, begann es erst zu wimmern, dann zu schreien. Da entriss sie es ihrem Mann und wünschte ihn zum Teufel.

Lea sagt es so: «Das Schreien, die Stimmen, die Schmerzen. Der Hunger und meine schlaffen Brüste. Die Unordnung, der Müll hinter dem Haus, das welke Gemüse. Saufanfälle, die versäumten Gebete. Mein fettiges Haar. Die

Windeln und die Kotze auf der Bluse. Die Tabletten. Das Gerede der Familie. Der Mann und mein Ekel. Und immer dieses Geschrei. Ich konnte nicht mehr, war überfordert. Es musste etwas getan werden.»

Bin ich zu weit gegangen?, fragt Lea.

Lisa sagt: Du wolltest es töten.

Ein halbes Dutzend Mal in zwei langen Jahren habe ich das Kind geschüttelt, mehr nicht, sagt Lea.

Und Leonie sagt: Du warst in Sorge, es war alles zu viel. Der Tod deiner Mutter, die abtrünnige Schwester, die Scheidung, der abwesende Vater, wir.

Das Kind sollte doch bloss einmal schweigen, sagt Lea. Eine einzige Stunde nur.

Du hättest den Balg auch zu Tode geschüttelt, wäre er stumm geboren, sagt Lisa.

Der Tod, die Verletzungen, die Schäden. Untersuchungen zufolge führen mit erheblicher Kraft ausgeführte Schüttelbewegungen bei Kindern in 20 Prozent der Fälle zum Tod. 65 Prozent überleben mit bleibenden Schäden, dazu gehören: Seh- und Atemstörungen, Epilepsie, geistige Beeinträchtigungen. Bloss 15 Prozent leben gesund weiter. Beim heftigen Schütteln (es wird medizinisch vom leichten, beruhigenden Schütteln abgegrenzt) baumelt der Kopf hin und her und wird jeweils in der Extremposition abrupt zurückgeworfen. Durch den dadurch erzeugten Druck im Gehirn entstehen ein Bluterguss unter der Schädeldecke sowie Netzhaut- und Augapfelblutungen. Hinzu kommen Blutungen im Gehirn; sie sind die Folgen der durch das Schütteln verursachten rotierenden Kräfte, die Gewebsschichten innerhalb des Gehirns ineinander verschieben sowie Venen zwischen Schädelknochen und Gehirn zerreissen. Heftig geschüttelte Säuglinge oder Kleinkinder laufen typischerweise blau an und beginnen zu röcheln.

Also blau sei ihres nicht gewesen, geröchelt habe es schon, sagt Lea.

Und sie erzählt: «Als das Kind plötzlich nur dalag, nicht mehr schrie, dachte ich als erstes daran, das Haus in Ordnung zu bringen. Ich staubsaugte, nahm den Boden auf, machte die Küche, polierte den grossen Holztisch, schabte Zahnpasta vom Spiegel, trug den Müll vors Haus und grüsste die Nachbarn. Dann holten sie mich ab – ich hatte wohl meine Freundin angerufen –, sie brachten mich in eine Klinik, einmal mehr. Irgendwann kam es zu einer Verhandlung. Zurück in der Klinik drehte ich komplett durch. Insgesamt war ich drei Jahre dort, die Hölle auf Erden. Vollgestopft mit Medikamenten. Die Stimmen waren aus meinem Kopf, wie alles andere auch. Der Weg zurück – Leonie nennt das so – dauerte lange, das meiste habe ich nicht mitbekommen. Schwester und Bruder, ich habe nichts von ihnen gehört. Mein Vater, heute ein alter Mann, sorgt sich, er schickt mir Geld. Ich wohne in seinem Haus, ganz umsonst. Leonie und Lisa, sie sind wieder da. Das Kind wurde in einem Heim gross, es hat eine Sehbehinderung. Vom Schütteln. Ich habe keinen Kontakt. Das ist gut so und richtig.»

Fürwahr, meine Seele ist so still und ruhig geworden / wie ein kleines Kind bei seiner Mutter, wie ein kleines Kind, / so ist meine Seele in mir.

Lea erinnert sich: «Einmal hat sich Rahel, so heisst meine Tochter, den Finger verbrannt, nicht weiter schlimm. Sie hielt ihn an eine Kerze, vielleicht wollte sie mit der zuckenden Flamme spielen. Ich blies die Flamme aus. Rahel lachte freudig und schaute dem Rauch nach, wie er einen Strich durch die Küche zog und den Raum zerteilte. Doch dann schrie das Kind weiter, fürchterlich laut, wie immer. Später fragte mich Leonie, wieso ich schon wieder mein Feuerzeug an seine Fingerchen hielt, bis es vor Schmerzen wimmerte. Ich wusste keine Antwort. ‹Aus Überforderung›, lachte Lisa höhnisch, ‹sag um Gottes willen: aus Überforderung, und rette dich.› *Denn ich sah, wie das Kind brannte und doch nicht verzehrt wurde.»*

Heute sagt Lea: «Vielleicht hatte Lisa schon immer recht und ich wollte es so.» Sie zuckt mit den Achseln. «Nun ist es ausgesprochen.»

Kamils letzte Kartoffel

Viel Arbeit für wenig Geld. Der Pole Kamil W. macht auf den Feldern eines Schweizer Bauers den Buckel. Lieber das als nichts, dachte er viele Jahre. Doch jetzt ist Schluss.

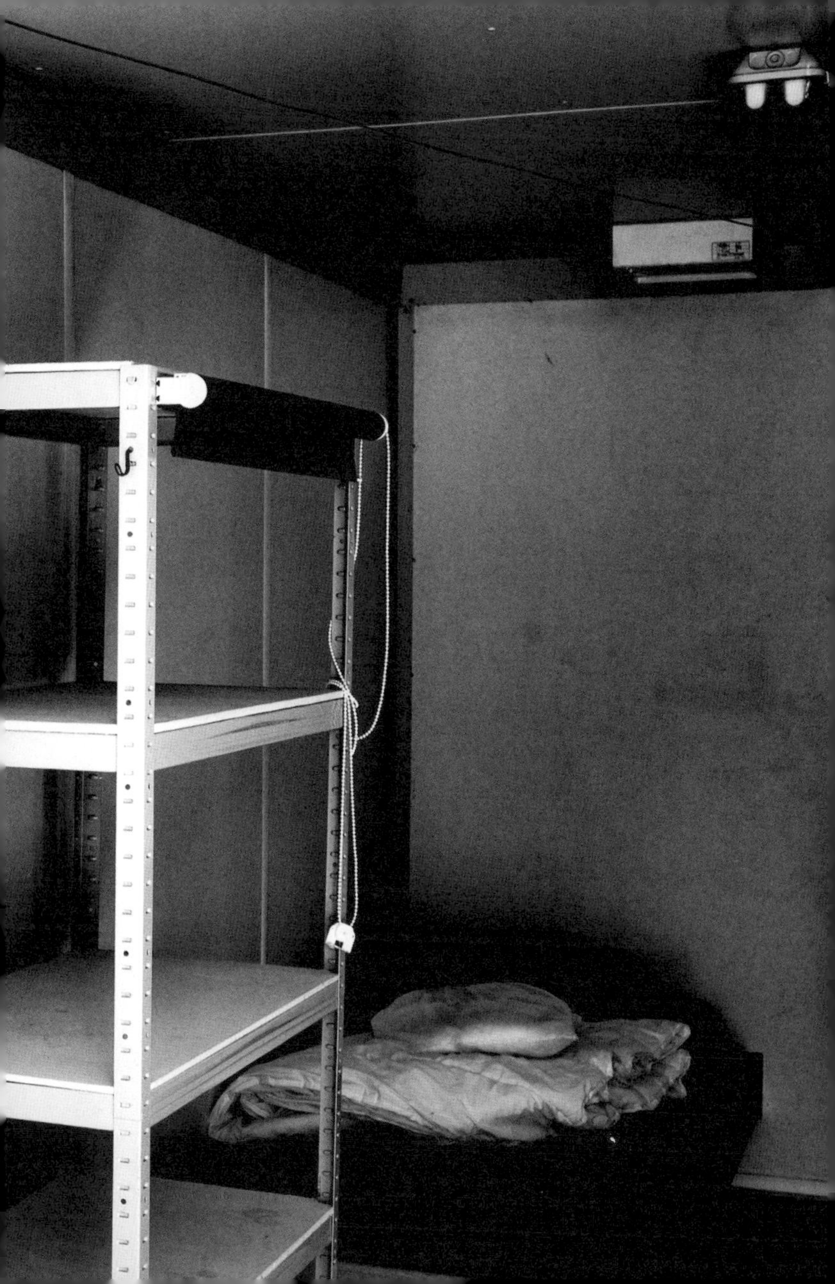

Auf Werbeplakaten sieht man ihn nicht. Da pflücken Schweizer Landwirte Tomaten, Bäuerinnen schneiden Salate, sie schauen adrett und die Sonne lacht Tag und Nacht und keine tote Krähe weit und breit. Auch im 1500-Seelen-Dorf im Berner Seeland hat man ihn kaum gesehen in all den Jahren – dreizehn, um genau zu sein. Solange schon reist Kamil W. zweimal im Jahr aus einer Kleinstadt unweit von Danzig in die Schweiz und hilft dem Bauer Hofer Michael bei der Ernte.

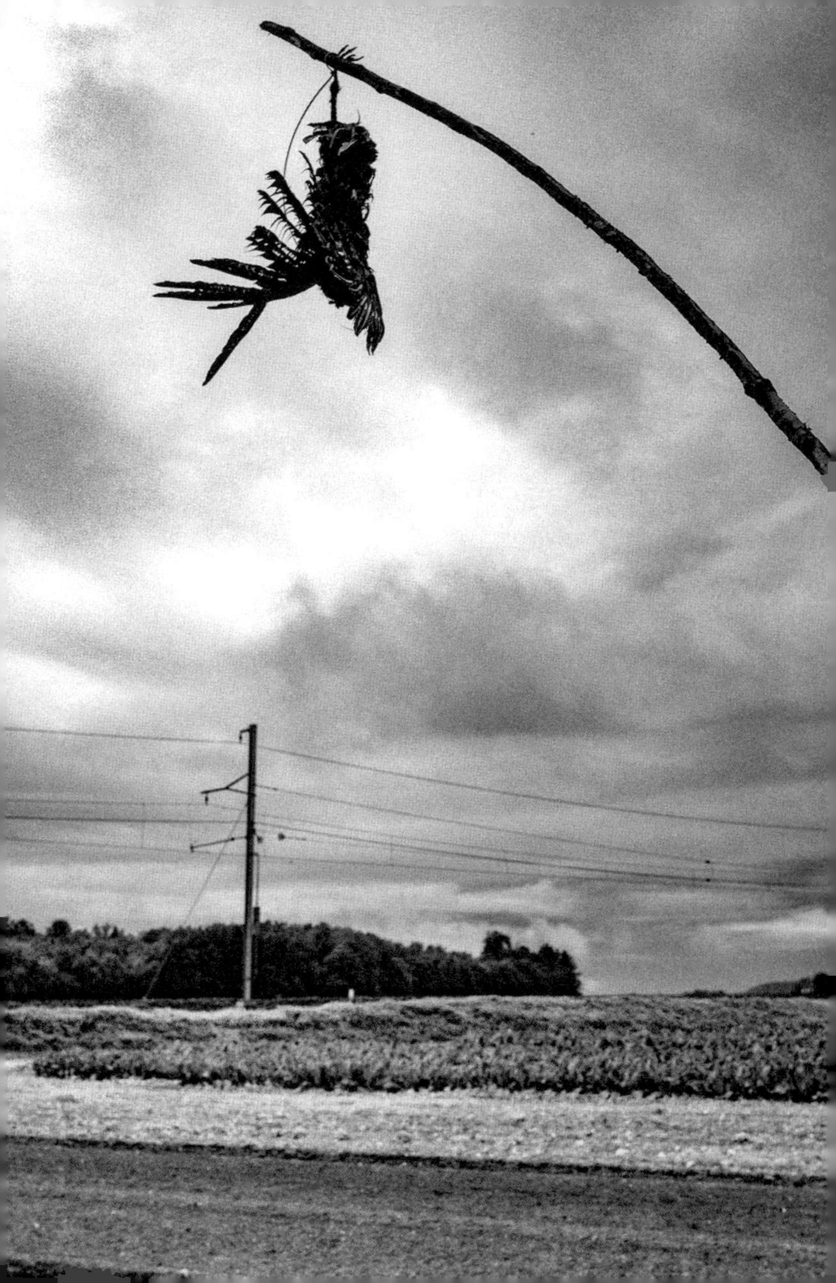

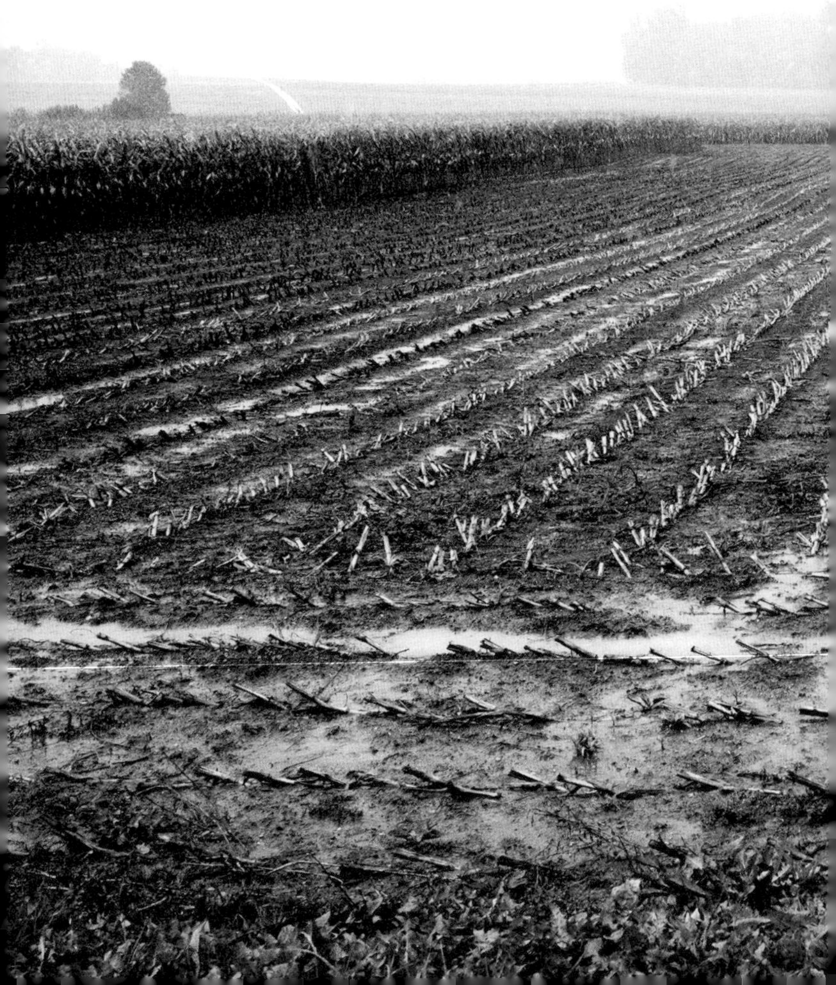

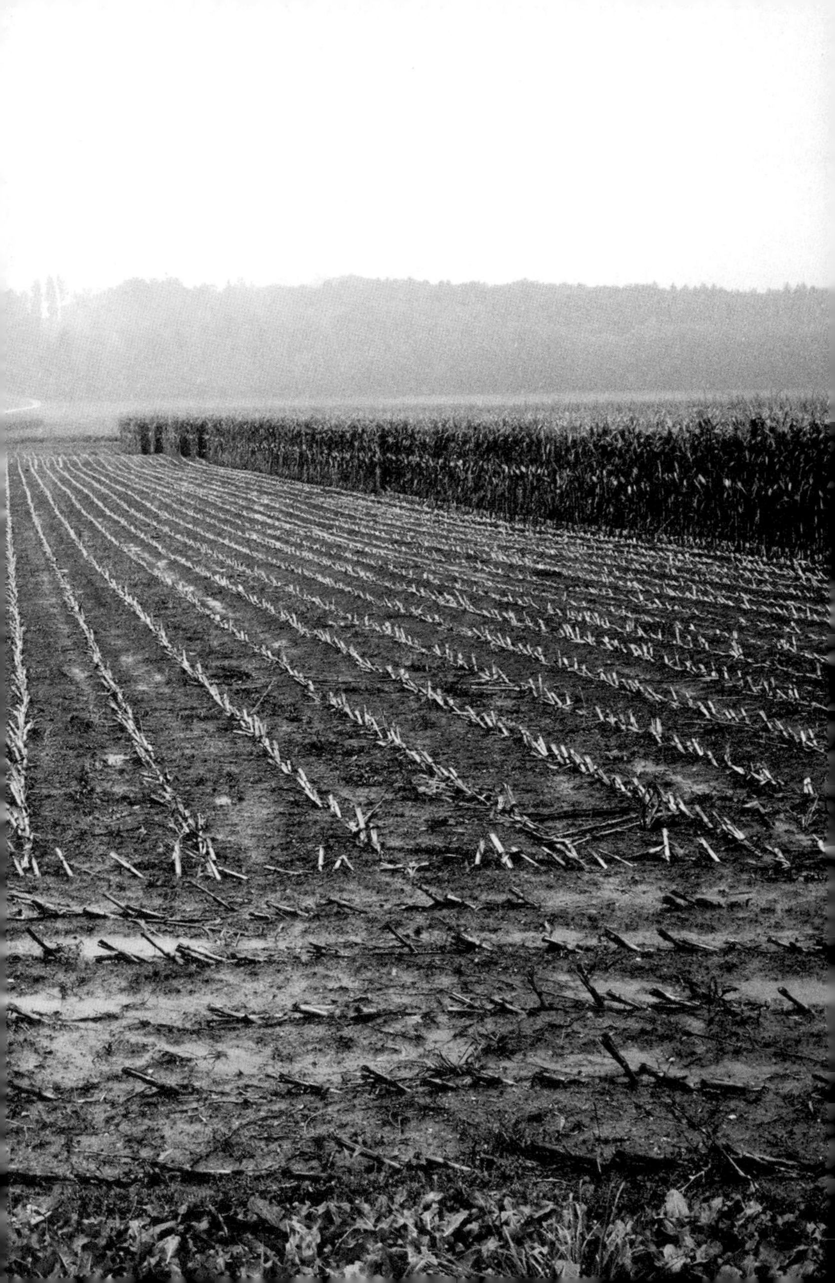

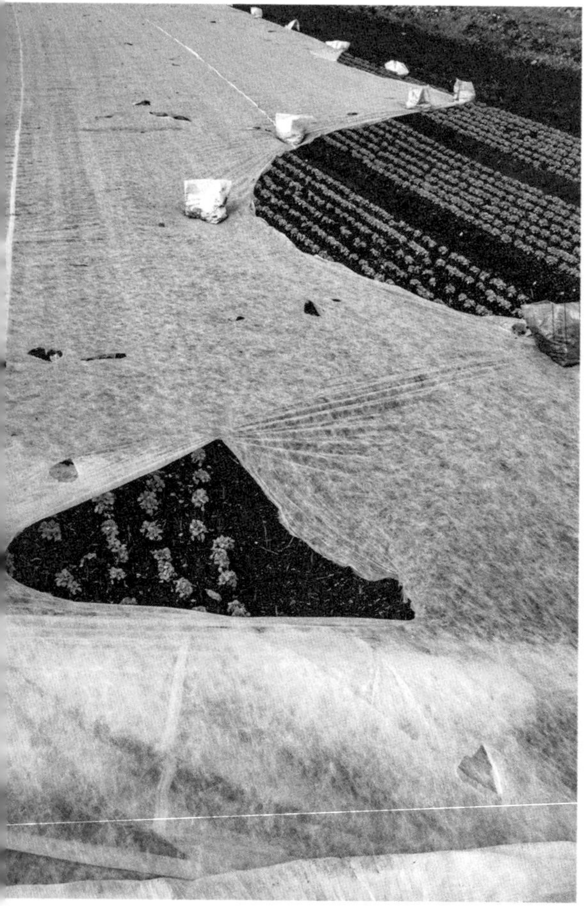

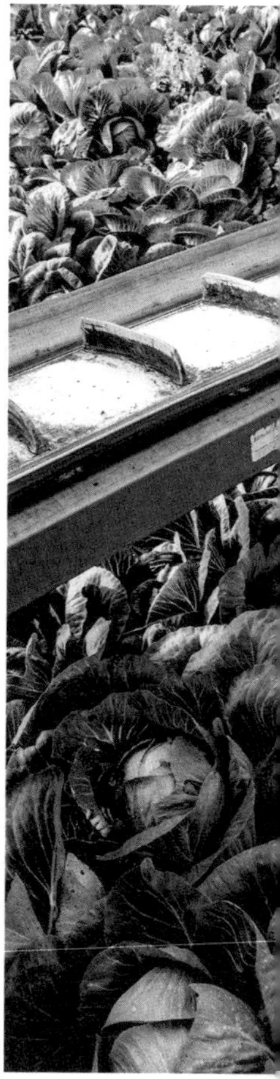

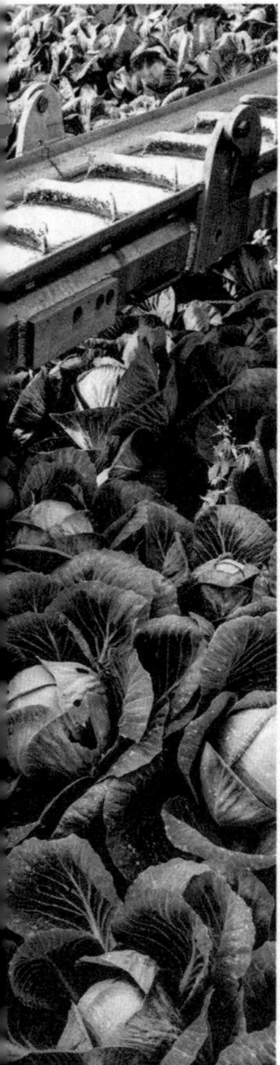

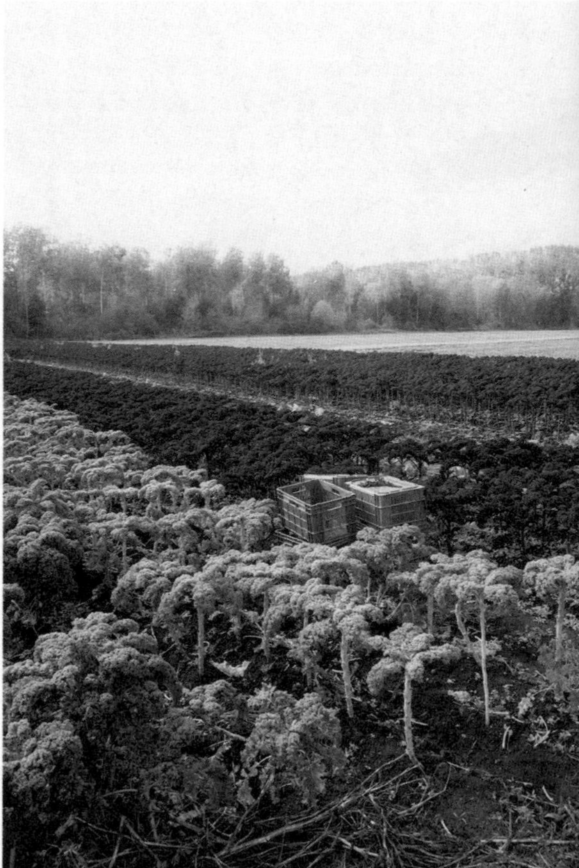

«Halb sechs am Morgen, Tagwacht. Eine halbe Stunde später fahren wir auf die Felder, sortieren Kartoffeln oder pflücken Salate. Pause ist gegen neun, dann wieder Kartoffeln oder was auch immer. Mittagessen pünktlich um zwölf, ohne Ausnahme. Gegessen wird vor Ort, bei schlechtem Wetter geht es zurück zum Bauernhof. Dann wieder aufs Feld. Wir arbeiten bis halb sechs, auf dem Papier. Meist aber länger.»

Kamil W. und die anderen Erntehelfer leben in eigens für sie hergerichteten Behausungen, hinter dem Bauernhof, von der Strasse her sind sie nicht zu sehen. Früher war das eine Art Schopf, heute stehen hier vier Container mit Klappbetten, Schrank und kleinem Tisch; Küche, Toilette und Dusche sind separat. «Das alles hat mich eine Stange Geld gekostet, aber schon gut», sagt Bauer Hofer. Er nickt sich selber zu: «Wer sich wohlfühlt, leistet mehr, nicht wahr?»

Dort, im Container, hinter dem prachtvollen Bauernhaus, verbringt Kamil W. seine Abende. Meist ist er für sich, die anderen, dreissig Jahre jünger, fingern am Handy, haben Kopfhörer in ihren Ohren.

Dass er sich über die Jahre isoliert hat, entfremdet von seiner Familie und den Freunden, ist ihm erst spät aufgefallen.

Ist Kamil W. in der Schweiz, insgesamt sind das fünf bis sieben Monate im Jahr, ist da nichts anderes als: Rüben, Tomaten, Peperoni, Kohl, Salate, Maiskolben, Kartoffeln.

Er kennt niemanden und keiner kennt ihn. Kamil W., 62 Jahre, Pole, Ehemann, Vater, Erntehelfer, ist unsichtbar.

Wo er ist – auf den Feldern, dem Acker, entlang der Furchen, im Gewächshaus –, löst sich alles in Dunst auf, es flirrt vor seinen Augen, es ist ein Tuch zwischen ihm und dem Draussen.

Kehrt er nach Hause zurück, fühlt sich Kamil W. schal, ausgepumpt.

Seine Söhne sind erwachsen; dass er zum Sonderling wird, kümmert sie wenig. Anders seine Frau. Manches Mal war die Ehe auf der Kippe, sie wollte ihn verlassen. Kamil W. knackt mit den Fingern, er sagt: «Ich habe sie zu oft allein gelassen, mit den Kindern, dem Haushalt, mit allem.» Er wiegt seinen runden Kopf hin und her: «Hatte ich denn eine Wahl?»

Aber nun ist Oktober und bald das Ende der Ernte, und zwar endgültig. «Das waren meine letzten Kartoffeln.» Kamil W. ist müde, seine Gelenke knirschen, die Arbeit wird nicht leichter, der Abschied aus der Schweiz indes schon.

Bauer Hofer bedauert es. Denn unser Kamil, sagt er und gestikuliert mit Pathos, der Kamil sei ein guter Mann gewesen; einer von denen, die nie murren, stets anpacken, immer «Chef» sagen, die zuverlässig sind und pünktlich wie eine Uhr.

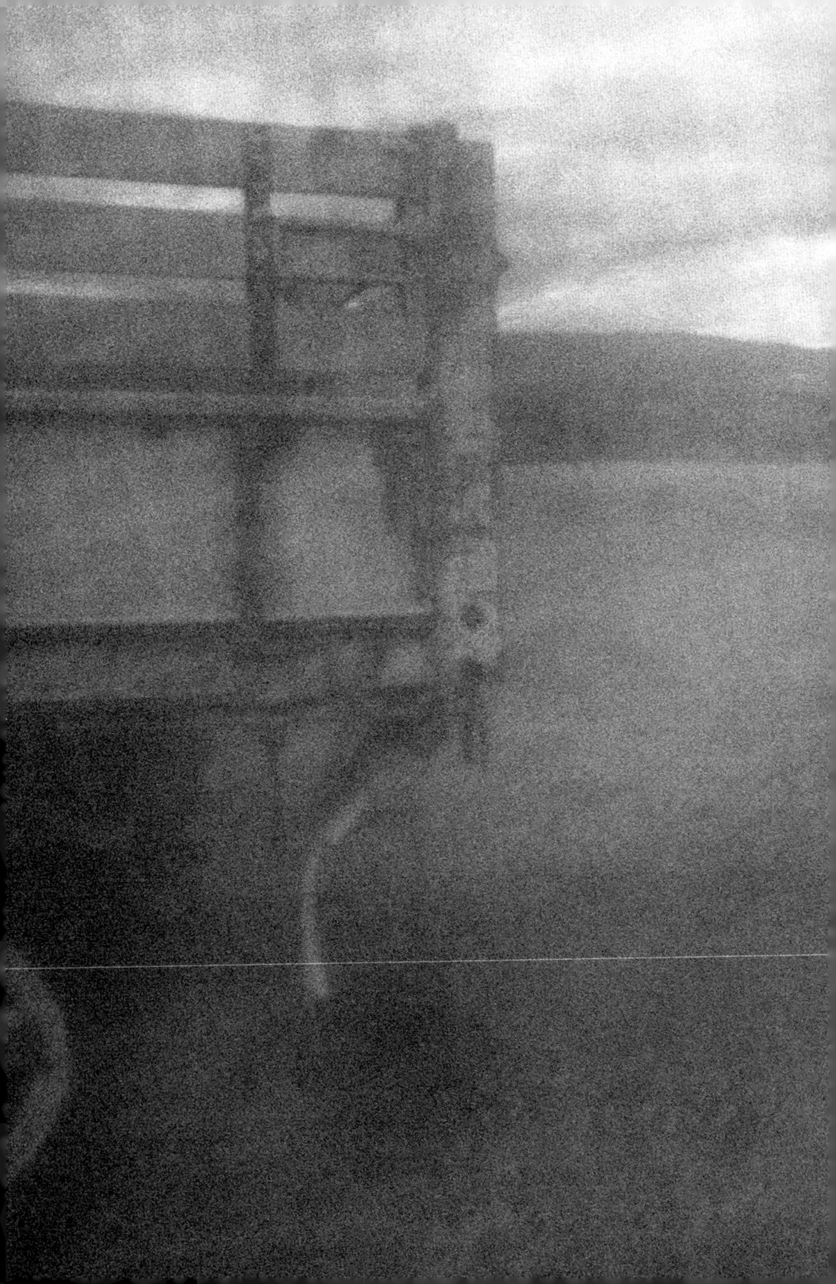

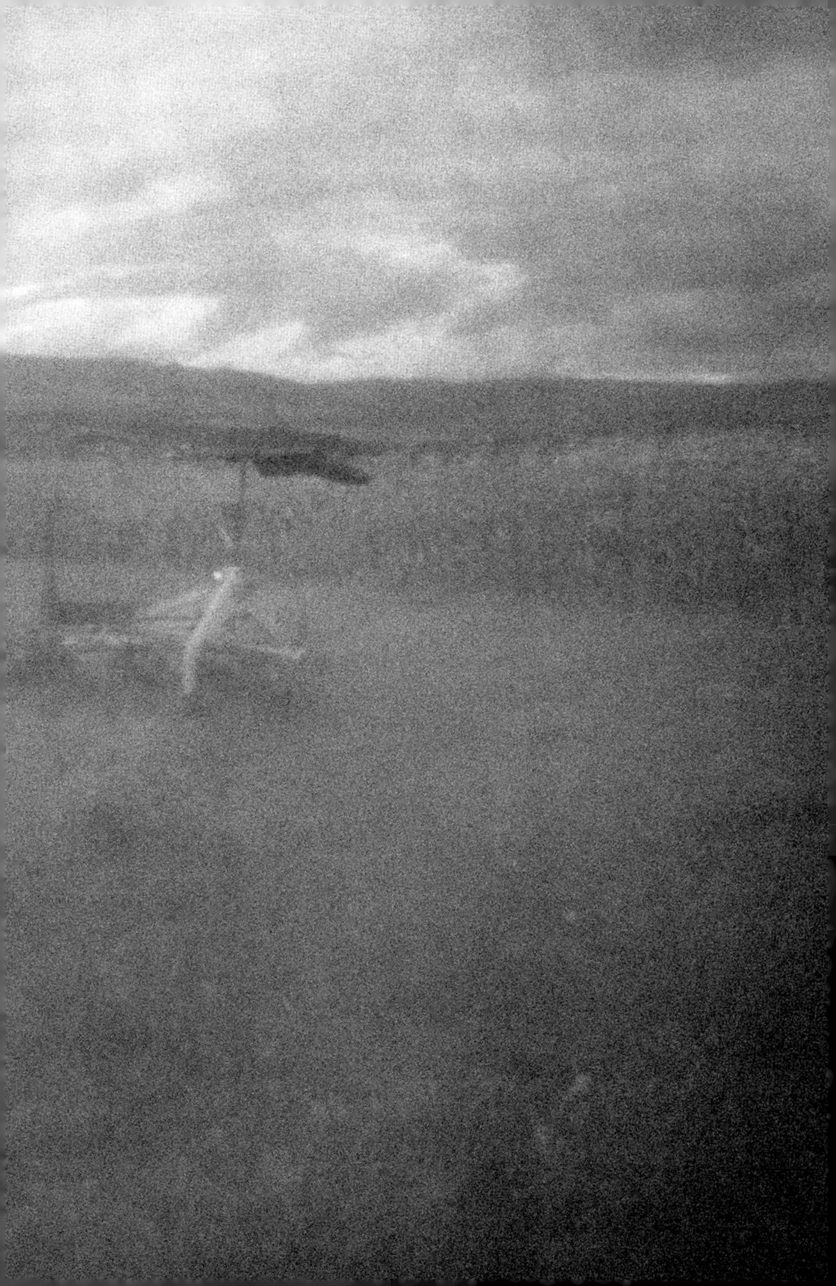

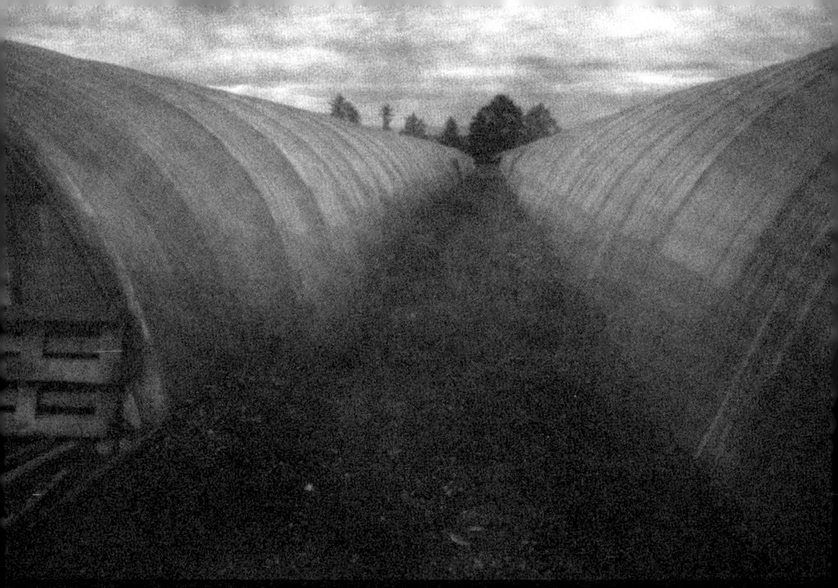

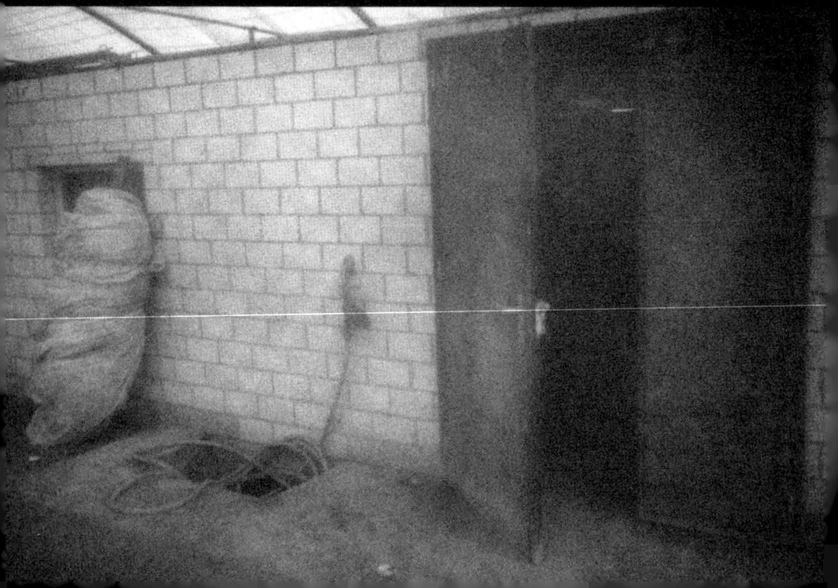

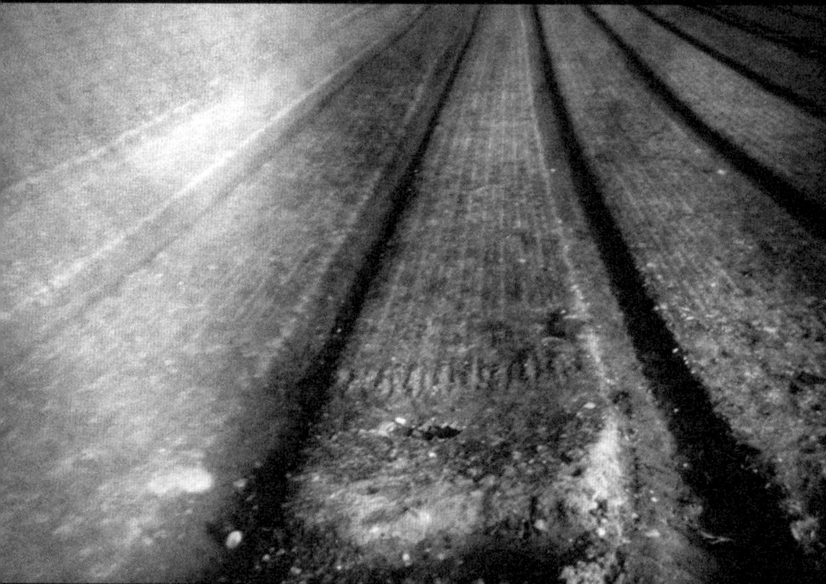

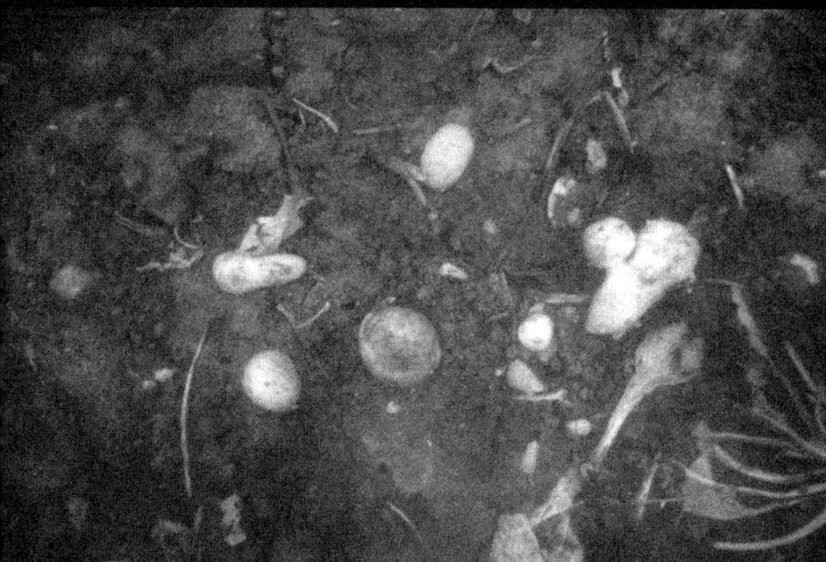

Der Journalist Walter Lippmann beschreibt in seinem Klassiker ‹Public Opinion› von 1922 Stereotype als «pictures in our head», als Bilder in unserem Kopf. Sie beruhen auf Kategorien, die Sachverhalte stark vereinfachen sowie emotional-wertende Komponenten aufweisen. Diese können positiver oder negativer Art sein; im letzteren Falle werden Stereotype zu (negativen) Vorurteilen.

Eine extreme Form solcher Vorurteile sind Feindbilder. Das Gefährliche an ihnen besteht darin, dass sie erstens resistent gegen eine Berichtigung durch Fakten sind (mit anderen Worten: sie haben mit der Wirklichkeit nicht sonderlich viel zu tun) und zweitens darauf abzielen, Individuen einzig als Teil einer Gruppe zu sehen, von der man sich (hasserfüllt) abgrenzt. Stereotype sind Teil einer komplexen Sozialisierung und können sich über Generationen hinweg halten. Welche zentrale Rolle die Medien hierbei spielen, hat bereits Lippmann untersucht und neuerdings Martina Thiele in ‹Medien und Stereotype› (2015) sowie, auf Fotografie bezogen, Frank Reuter in ‹Im Bann des Fremden› (2014). Die These, dass Stereotype unsere Sicht auf die Wirklichkeit verengen und so Empathie verhindern, wird von Caroline Emcke in ihrem Buch ‹Gegen den Hass› (2016) entwickelt.

SUCHT IM ALTER (‹Alter Trinker›, S. 11 ff.)
Laut Schweizerischem Bundesamt für Gesundheit BAG konsumiert ein Viertel der über 65-Jährigen täglich Alkohol, das ist mehr als jedes andere Alterssegment der Durchschnittsbevölkerung. Rund 7% der Rentner:innen weisen einen chronisch-risikoreichen Alkoholkonsum auf, d.h. sie trinken mehr als drei Gläser pro Tag. Etwa ein Drittel tut dies seit der Pensionierung. Vereinsamung, Depressionen, Schlaflosigkeit, finanzielle Nöte, der Tod des Lebenspartners oder das Gefühl, von der Gesellschaft nicht mehr gebraucht zu werden, sind die häufigsten Ursachen für den Konsum. Trotz dieser Zahlen wird das Thema nach wie vor tabuisiert oder verharmlost. Dahinter steht auch die Idee, man müsse ältere Menschen in ihrer Selbstbestimmung und Autonomie respektieren und dürfe ihnen ein «Gläschen in Ehren» nicht verwehren. Doch kann der erhöhte Alkoholkonsum die Selbstbestimmung einschränken und die Betroffenen von ihrem Umfeld umso abhängiger machen. Ein literarisches Zeugnis dafür ist ‹Der Trinker› von Hans Fallada (1950).

Die Namen im Text ‹Alter Trinker› wurden geändert; die Fotografie ist ein Symbolbild. Der Artikel erschien in veränderter Form in Surprise (477/20), Beobachter (7/2020), reformiert (8/2020), Grosselternmagazin (11/2020) und Swissinfo (14.04.2021).

FREIER (‹Ansichten eines Freiers›, S. 21 ff.)
Forschungen zur Sexarbeit widmen sich meist denjenigen, die sexuelle Dienste anbieten. Untersuchungen über deren Kunden dagegen gibt es bisher nur wenige. In der Schweiz nehmen offenbar zwischen 5 und 14% der Männer regelmässig sexuelle Dienste in Anspruch; jeder fünfte Schweizer soll schon für Sex bezahlt haben. Dabei ist etwa die Hälfte der Freier in einer festen Beziehung bzw. verheiratet. Eine Studie der Universität Malmö in Schweden hat ergeben, das ein grösserer Teil der Freier Sexarbeiter:innen aufsucht, um sich eine gewisse «Grundversorgung» zu sichern, was in der Regel in einer kurzen, körperlichen Entspannung besteht. Ein weiterer Teil geht offenbar aus «hedonistischen» Gründen zu Prostituierten, d.h. sie suchen etwas «Spezielles», was sie in ihrer Partnerschaft vermissen. Ein dritter, kleinerer Teil der Freier ist auf der Suche nach «sozialer Intimität»; es handelt sich dabei oft um Stammkunden, die unter Umständen «nur reden» wollen.

Die Namen im Text ‹Ansichten eines Freiers› wurden geändert; der Artikel erschien in Surprise (492/21).

OBDACHLOSIGKEIT (‹Aussen vor›, S. 31 ff.)
Etwa 2200 Personen sind in der Schweiz von Obdachlosigkeit betroffen und weitere 8000 von einem Wohnungsverlust bedroht, wie eine Studie der Hochschule für Soziale Arbeit Nordwestschweiz (FHNW) von 2022 zeigt. Obdachlosigkeit kommt vor allem in Grossstädten vor, drohender Wohnungsverlust zunehmend auch in ländlichen Regionen. Als effizientes Mittel dagegen gilt «Housing First». Die Idee dahinter: Wohnen ist ein Menschenrecht, das man sich nicht erst verdienen muss durch Leistung, Integration, Teilnahme an Sozialberatungen oder Therapiemassnahmen. Vielmehr soll Wohnen die Basis sein, um andere Schwierigkeiten anzugehen, die womöglich zur Obdachlosigkeit geführt haben wie Sucht, (vererbte) Armut, Verschuldung, Jobverlust, Krankheit, Fluchterfahrung. Die Idee stammt aus den USA, sie wurde erfolgreich in verschiedenen europäischen Ländern erprobt, und auch in der Schweiz gibt es inzwischen einige Pilotprojekte wie etwa in Basel.

Bilder aus der Serie ‹Aussen vor› wurden u.a. in Tagesanzeiger (08.05.2020), Surprise (474/20), Lamm (20.05.2020), Journal B (26.05.2020) und Swissinfo (06.06.2020) publiziert.

ALTERSARMUT (‹Arme Lotti›, S. 49 ff.)
Allein in der Schweiz mit einer Gesamtbevölkerung von 8,8 Millionen sind fast 300 000 Menschen im Pensionsalter von Armut bedroht. Sie haben ein monatliches Einkommen von CHF 2500; jede siebte Person über 65 Jahre unterschreitet die Grenze von monatlich CHF 2279, was in der Schweiz als Armutsgrenze gilt. Armut im Alter ist auch genderbedingt: 17,7% der Frauen über 65 Jahre müssen mit weniger als CHF 2279 pro Monat auskommen, bei den Männern sind es 9,9%. Die meisten der armutsbetroffenen Frauen sind alleinerziehend. Fakt ist auch: Die Mehrheit der Personen im Rentenalter in der Schweiz ist vermögender als Leute im Erwerbsalter, jedes siebte Senior:innenpaar verfügt über ein Nettovermögen von mindestens einer Million Franken.

Der Name im Text ‹Arme Lotti› wurde geändert; der dort erwähnte Artikel über Lotti erschien in Surprise (437/18).

GENORMTE SEXUALITÄT (‹Am Dienstag Bukkake›, S. 59 ff.)
Was in der menschlichen Sexualität als «konform» oder «gesund» gilt, bemisst sich an gesellschaftlichen oder kulturellen Normen, die ihrerseits wandelbar sind. Ein bekanntes Beispiel im hiesigen Kontext ist die Masturbation: Lange galt sie als «gestörtes» Verhalten, war sogar des Teufels, heute wird sie als der bessere Sex beworben; in der Schweiz masturbieren Frauen angeblich 3,3-mal

pro Woche, Männer 4,8-mal. Medizinisch gesehen leiden 5% der Menschen unter Paraphilie, d.h. einem sexuellen Drang nach einem unüblichen Sexualobjekt (z. B. Kinder, Tiere, Leichen, Kot) und/oder nach einer unüblichen Art der sexuellen Stimulierung (z. B. Quälen, Demütigen, Zurschaustellen). Ende des 19. Jahrhunderts setzte mit der ‹Psychopathia sexualis› (1886) von Richard von Krafft-Ebbing die psychiatrisch-wissenschaftliche Auseinandersetzung mit Formen der Paraphilie anhand von Fallbeispielen ein, v.a. bei Masochismus und Sadismus. Letzterer ist nach dem im Text erwähnten Schriftsteller und Philosophen Marquis de Sade (1740–1814) benannt, der nicht bloss in der Theorie, sondern offenkundig auch in der Praxis sämtliche Konventionen und Wertvorstellungen über sexuelles Verhalten aufzubrechen suchte.

Der Name im Text ‹Am Dienstag Bukkake› wurde geändert.

CARE ARBEIT (‹Die Dienerin›, S. 71 ff.)
Neben 40 000 Sans-Papiers sind mehrere Zehntausend Frauen aus Polen, Ungarn, Rumänien und der Slowakei in der Schweiz in der 24-Stunden-Betreuung tätig, die Zahl der Agenturen steigt jährlich an. Die Betreuung in Haushalten ist nur schwer zu regulieren. Bisher ist sie nicht dem Schweizer Arbeitsrecht unterstellt, der schweizweit gesetzlich geregelte Mindestlohn für Arbeiten in Privathaushalten liegt bei CHF 3500 pro Monat (2022). Gewerkschaften raten, sich an Agenturen zu halten, die als Arbeitgeber auftreten, ihren Sitz im betreffenden Land haben, mindestens zwei Betreuerinnen vermitteln, die sich abwechseln, sowie eine Pauschale von monatlich wenigstens CHF 6000 verrechnen.

Die Namen im Text ‹Die Dienerin› wurden geändert; der Artikel erschien im Bieler Tagblatt (02.11.2022).

MIGRATION (‹Auf der Flucht›, S. 79 ff.)
Im Herbst 2015 sprach Angela Merkel, damalige Bundeskanzlerin Deutschlands, angesichts der zunehmenden Migration in die EU die inzwischen berühmten Worte «Wir schaffen das!» – was bis heute zu einer Polarisierung in der Politik und Gesellschaft geführt und sowohl Solidarität wie auch Rassismus gefördert hat. Im Brennpunkt des Interesses stand damals die sogenannte Balkanroute, die zuerst durch Serbien nach Ungarn führte und sich dann in Richtung Bosnien und Kroatien verschob. Für viele Geflüchtete wurde der Balkan zur Sackgasse, sie hingen dort Monate oder gar Jahre fest, was auch damit zu tun hatte, dass der EU-Grenzschutz kontinuierlich ausgebaut wurde. Über die systematische Gewalt der Grenz-

polizei an Geflüchteten berichtet u.a. das 1500-seitige ‹Black Book of Pushbacks› (2020).

Bilder aus der Serie ‹Auf der Flucht› sind u.a. in Magazin Süddeutsche Zeitung (10.05.2018), NZZ (23.09.2019), Magazin Frankfurter Rundschau (Nov. 2019), Vorwärts (23.10.2020), Surprise (486/20), Lamm (11.02.2021) erschienen; die Serie wurde 2022 mit dem Swiss Press Photo Award ausgezeichnet.

HÄUSLICHE GEWALT (‹Warum bist du geblieben?›, S. 99 ff.)
Durchschnittlich sterben in der Schweiz 25 Personen pro Jahr infolge häuslicher Gewalt, davon 17 Frauen (weitere 30 überleben einen Femizid) sowie 4 Kinder (2009–2021). Zusätzlich erfolgt jede Woche ein Tötungsversuch. Tätlichkeiten (3%), Drohung (21%), Beschimpfung (19%) sowie einfache Körperverletzung (10%) machen insgesamt 83% aller polizeilich registrierten Straftaten im häuslichen Bereich aus. Gemäss Umfrage haben in der Schweiz 42% der Frauen und 24% der Männer bereits Gewalt in der Beziehung erlebt; 15% der Personen sagen von sich, selbst schon einmal gewalttätig geworden zu sein.

Die Namen im Text ‹Warum bist du geblieben?› wurden geändert; der Artikel erschien in Surprise (457/20).

SCHIZOPHRENIE (‹Fast ein Mord›, S. 105 ff., S. 157 ff.)
Schizophrenie ist etwa so häufig wie Zuckerkrankheit, jede hundertste Person erkrankt daran. Sie kann leicht sein oder schwer, akut und traumatisch oder schleichend und für Aussenstehende zunächst kaum wahrnehmbar auftreten. Häufig leiden an Schizophrenie Erkrankte an Wahnvorstellungen sowie Halluzinationen und nicht, wie das oft fälschlicherweise angenommen wird, an einer gespaltenen Persönlichkeit – was der vom Schweizer Psychiater Eugen Bleuer 1911 eingeführte Name in seiner altgriechischen Bedeutung «gespaltener Geist» allerdings durchaus nahelegt. Die mit Schizophrenie einhergehende, auch soziale Belastung ist gross, sowohl für die Betroffenen wie auch für die Angehörigen und die Gesellschaft; Schizophrenie gilt neben Demenz und Krankheiten infolge von Alkoholmissbrauch als drittteuerste Erkrankung. Studien zufolge gelten schizophrene Menschen nicht als grundsätzlich gefährlich; Gewalttaten kommen äusserst selten vor bzw. fast nur in Verbindung mit übermässigem Konsum von Drogen.

Die Namen in beiden Teilen des Textes ‹Fast ein Mord› wurden geändert.

HOMOSEXUALITÄT (‹Die Unberührbare›, S. 115 ff.)
Seit 1942 gilt Homosexualität in der Schweiz nicht mehr als Verbrechen. Doch erst 2021 stimmten 64% der Bevölkerung der

«Ehe für alle» zu. Neben der gleichgeschlechtlichen Ehe wird damit die Samenspende für homosexuelle Paare legalisiert sowie die Einbürgerung der Partnerin und die gemeinsame Adoption erleichtert. Soziale wie rechtliche Fortschritte sind freilich noch keine Garantie dafür, dass Homosexuelle nicht weiter diskriminiert werden. Tatsächlich wird Homophobie oder Transphobie gemäss geltendem Schweizer Gesetz bisher nicht bestraft. Gerade trans- und intersexuelle Menschen sind, in der Schweiz wie weltweit, nach wie vor teils massiver Diskriminierung oder gar Verfolgung ausgesetzt. Die Weltgesundheitsorganisation WHO stuft Homosexualität seit 1990 nicht mehr als psychische Krankheit ein, hingegen taucht Transsexualität in der WHO-Klassifikation immer noch als psychische Störung auf.

Der Artikel ‹Die Unberührbare› erschien in gekürzter Form in Annabelle (12/2021).

SEXARBEIT (‹Später Sommer›, S. 125 ff.)
In der Schweiz prostituieren sich zwischen 13 000 und 25 000 Menschen, 95% sind weiblich, 75 bis 90% Migrant:innen. Zwar ist die heterosexuelle Sexarbeit seit 1942 legal und seit 1992 auch die homosexuelle, die Arbeitsbedingungen sind jedoch fast durchs Band prekär und zudem gesetzlich uneinheitlich geregelt. Prostituierte sind in der Regel selbständig Erwerbende, haben kein gesichertes Einkommen und auch kein Anrecht auf bezahlte Ferien oder Entschädigung im Falle einer Erkrankung. Die meisten Sexarbeiter:innen arbeiten in Clubs oder Salons, viele bieten ihre Dienste in Räumlichkeiten an, in denen sie auch wohnen. Etwa 10% arbeiten auf dem Strassenstrich und 2% im Escort-Bereich. Obschon Sexarbeit weit verbreitet ist – jeder fünfte Schweizer soll schon für Sex bezahlt haben –, ist sie nach wie vor mit einer erheblichen Stigmatisierung verbunden.

Der Name im Text ‹Später Sommer› wurde geändert.

ADIPOSITAS (‹Zu dick für alles›, S. 139 ff.)
Eine Person gilt als übergewichtig (adipös), wenn ihr Body-Mass-Index (BMI) über 30 liegt; dieser wird aus dem Körpergewicht in Kilogramm geteilt durch die Körpergrösse in Metern zum Quadrat berechnet, er berücksichtigt allerdings weder Alter noch Verteilung von Körperfett und Muskelmasse (weswegen z. B. muskulöse Menschen einen hohen BMI-Wert aufweisen). Laut Bundesamt für Gesundheit BAG sind in der Schweiz rund 42% der Erwachsenen übergewichtig und 11% leben mit Adipositas (extremes Übergewicht). Männer sind mit 39% bzw. 12% stärker vertreten als Frauen (23%

bzw. 10%). Darüber hinaus sind 15% der Kinder und Jugendlichen von Übergewicht oder Adipositas betroffen. Übergewicht und Adipositas zählen zu den Risikofaktoren für nicht-übertragbare Krankheiten wie Herz-Kreislauf-Erkrankungen, Diabetes mellitus Typ 2 und einige Krebsarten. 2008 wurde Adipositas von der Weltgesundheitsorganisation WHO als Krankheit eingestuft.

Die Namen im Text ‹Zu dick für alles› wurden geändert.

ARBEITSLOSIGKEIT (‹Der Elende›, S. 147 ff.)
Im europäischen Vergleich gehört die Schweiz mit etwa 2% zu den Ländern mit der niedrigsten Arbeitslosigkeit (2022). Allerdings wird die Arbeitslosenrate anders berechnet als in der EU, wo auch Menschen ohne Job als arbeitslos gelten, wenn sie nicht bei einem Arbeitsvermittlungszentrum angemeldet sind. Rechnet man diesen Anteil dazu, liegt die Schweiz mit 4,6% Erwerbslosen (2020) im europäischen Mittelfeld. Als Langzeitarbeitslose gelten Personen, die ein Jahr und länger als arbeitslos bei einem Regionalen Arbeitsvermittlungszentrum RAV registriert sind; sie machen 14,6% der Arbeitslosen aus (2020). Die These, dass die Gesellschaft Arbeitslose stigmatisiert und sie doch dringend braucht – sie wird am Ende des Textes von Monsieur L. geäussert –, ist Gegenstand der Studie ‹Die Elenden› von Anna Mayr, und sie war bereits Thema in den frühen Sozialreportagen ‹Unter den Armen und Elenden Berlins› (1887) von Hans Richard Fischer und ‹People of the Abyss› (1903) von Jack London.

Die Namen im Text ‹Der Elende› wurden geändert.

ERNTEHILFE (‹Kamils letzte Kartoffel›, S. 165 ff.)
Etwa 34 000 familienexterne Arbeitskräfte arbeiteten 2018 auf Schweizer Höfen, darunter 12 000 ausländische Männer und 5700 ausländische Frauen; in Italien sollen es 370 000 Erntehelfer:innen sein, in Frankreich 200 000 und in Spanien bis zu 150 000. Sie verdienen in der Schweiz im Schnitt CHF 3200 pro Monat, davon werden Kost und Logis, Reisekosten, Telefonrechnungen etc. abgezogen. Hierbei handelt es sich um einen Richtlohn, da die Schweizer Landwirtschaft nicht dem Arbeitsgesetz unterworfen ist. Auch die maximale Arbeitszeit ist nicht einheitlich geregelt; in manchen Kantonen beträgt sie 54 Stunden die Woche, in anderen 65, der Durchschnitt liegt zwischen 50 und 55 Stunden. Kooperativen und Interessenverbände versuchen die Arbeitsbedingungen von Erntehelfer:innen zu verbessern bzw. zu regulieren; in der Schweiz fordert das Netzwerk «Widerstand am Tellerrand» eine Reduktion

der Arbeitszeit auf 45 Stunden die Woche sowie die Einführung eines verbindlichen Monatslohns von CHF 4000. In den 1930er- und 40er-Jahren bereisten Fotograf:innen wie Dorothea Lange, Walker Evans oder Arthur Rothstein im Auftrag der US-Regierung die USA und dokumentierten erstmals das Elend der Farmer:innen und Wanderarbeiter:innen (‹New deal Photography›, 2016). Daraus entstand das umwerfende Buch ‹Let Us Now Praise Famous Men› (1941) von James Agee mit Fotografien von Walker Evans.

Die Namen im Text ‹Kamils letzte Kartoffel› wurden geändert.

Der Autor

Klaus Petrus war bis 2012 Philosophieprofessor an der Universität Bern, seither arbeitet er als Fotojournalist und Reporter und ist Redaktor des Schweizer Strassenmagazins Surprise. Er berichtet aus der Schweiz, dem Balkan und Nahen Osten über Armut, Ausgrenzung, Migration und Kriege. Seine Arbeiten erscheinen u.a. in Neue Zürcher Zeitung NZZ, NZZ am Sonntag, Die Wochenzeitung WOZ, Süddeutsche Zeitung, Frankfurter Rundschau, Freitag, Beobachter und Surprise. 2022 wurde Klaus Petrus für sein Langzeitprojekt über Migration mit dem Swiss Press Photo Award ausgezeichnet.

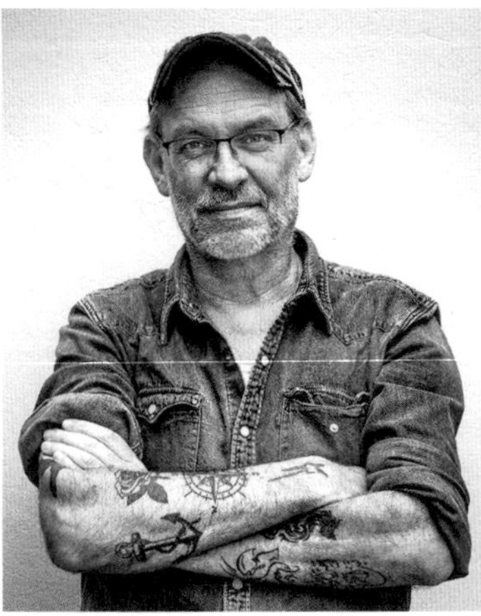

Foto: Gabrielle Christen

Dank

Ich wünschte mir eine soziale Wirklichkeit, in der Scham allein ein Gefühl ist, das verhindert, unnötige Konflikte auszutragen und nicht Ausdruck einer Kränkung, die macht, dass sich Menschen hinter erfundenen Namen oder Kürzeln verstecken müssen, nur damit sie aus ihrem Leben berichten können. Mein Dank geht fürs Vertrauen, für Rat und Inspiration an: Elena A., Marianne Abgottspon, Christa Ammann, B. B., Markus B., Benä, Jacques Chessex, Gabrielle Christen, Corinne, D. S., Adelheid Duvanel, Frau K., Frau P., Andres Eberhard, Diana Frei, Roger Furrer, Eva Gammenthaler, Friedrich Glauser, Laurence Gygi, Sultan H., Jürg Heiniger, Elly Hofer, H.-P. K., L. K., Sanela Klepić, Monsieur L., Lana, Lea, Leonie, Lisa, Luca, Christoph Merian Verlag, Anders Petersen, René Pfammatter, Michael Philipp, Beat Roth, Joseph Roth, Corinne Rufli, Ahmed Safi, Sara Winter Sayilir, Sarah Schilliger, Martina Späni, Roland Schmid, Sara Steiner, Surprise, T., Liva Tresch, Kamil W., Jonas Wenger, Jawal Z. und an die zahlreichen Menschen, die Gabrielle Christen bei ihrem Aufstieg von der Taubenlochschlucht auf den Chasseral unterstützten und damit auch dieses Buch.

Impressum

Diese Publikation wurde ermöglicht durch Beiträge der Christoph Merian Stiftung, der Bürgergemeinde der Stadt Basel, der Burgergemeinde Bern, der Reformierten Kirchen Bern-Jura-Solothurn, Kultur Stadt Bern und der Claire Sturzenegger-Jeanfavre Stiftung.

Bibliografische Information der Deutschen Nationalbibliothek:
Die Deutsche Nationalbibliothek verzeichnet diese Publikation in der Deutschen Nationalbibliografie; detaillierte bibliografische Daten sind im Internet über http://dnb.dnb.de abrufbar.

Lektorat: Martina Späni, Bern
Gestaltung: Porto Libro, Beat Roth, Basel
Lithos und Druck: Longo AG, Bozen
Bindung: IGF S.p.A., Aldeno
Schriften: Knockout und Warnock Pro
Papier: Munken Print White 15, Wibalin Recycled, Peydur Feinleinen

ISBN 978-3-85616-988-6
www.merianverlag.ch